La Démence Précoce

LES ACTUALITÉS MÉDICALES

Collection de volumes in-16, de 96 pages, cartonnés

Chaque volume : **1 fr. 50**

Anatomie clinique des Centres nerveux, par le professeur GRASSET, 2ᵉ édition.

Diagnostic des Maladies de la Moelle, *siège des lésions*, 2ᵉ édition, par le professeur GRASSET.

Diagnostic des Maladies de l'Encéphale, *siège des lésions*, par le professeur GRASSET.

L'Appendicite, par le Dʳ Aug. BROCA, agrégé à la Faculté de Paris.

Les Rayons de Röntgen et le Diagnostic des Affections thoraciques non tuberculeuses, par le Dʳ A. BÉCLÈRE, médecin de l'hôpital Saint-Antoine.

Les Rayons de Röntgen et le Diagnostic de la Tuberculose, par le Dʳ A. BÉCLÈRE.

La Radiographie et la Radioscopie cliniques, par le Dʳ L.-R. REGNIER.

La Mécanothérapie, par le Dʳ L.-R. REGNIER.

Radiothérapie et Photothérapie, par le Dʳ L.-R. REGNIER.

Cancer et Tuberculose, par le Dʳ CLAUDE, médecin des hôpitaux.

La Cryoscopie des Urines, par les Dʳˢ CLAUDE et BALTHAZARD.

La Diphtérie, par les Dʳˢ H. BARBIER, médecin des hôpitaux, et G. ULMANN.

La Grippe, par le Dʳ L. GALLIARD, médecin de l'hôpital Saint-Antoine.

Le Traitement de la Syphilis, par le Dʳ EMERY.

Chirurgie des Voies biliaires, par le Dʳ PAUCHET.

Le Traitement pratique de l'Epilepsie, par le Dʳ GILLES DE LA TOURETTE, agrégé à la Faculté de Paris, médecin de l'hôpital Saint-Antoine.

Formes et Traitement des Myélites syphilitiques, par le Dʳ GILLES DE LA TOURETTE.

Les États neurasthéniques, par le Dʳ GILLES DE LA TOURETTE, 2ᵉ édition.

Psychologie de l'Instinct sexuel, par le Dʳ JOANNY ROUX, médecin des hôpitaux de Saint-Etienne.

La Psychologie du Rêve, par VASCHIDE et PIÉRON.

Les Glycosuries non diabétiques, par le Dʳ ROCQUE, professeur agrégé à la Faculté de Lyon, médecin des hôpitaux.

Les Régénérations d'organes, par le Dʳ P. CARNOT, docteur ès sciences.

Le Tétanos, par les Dʳˢ J. COURMONT et M. DOYON, professeur et professeur agrégé à la Faculté de Lyon.

La Gastrostomie, par le Dʳ BRAQUEHAYE, agrégé à la Faculté de Bordeaux.

Le Diabète, par le Dʳ R. LÉPINE, professeur à la Faculté de Lyon.

Les Albuminuries curables, par le Dʳ J. TEISSIER, professeur à la Faculté de Lyon.

Thérapeutique oculaire, par le Dʳ F. TERRIEN, chef de clinique ophtalmologique à la Faculté de Paris.

La Fatigue oculaire, par le Dʳ DOR.

Les Auto-intoxications de la grossesse, par le Dʳ BOUFFÉ DE SAINT-BLAISE, accoucheur des hôpitaux de Paris.

Le Rhume des Foins, par le Dʳ GABEL, médecin des hôpitaux de Lyon.

Le Rhumatisme articulaire aigu en bactériologie, par les Dʳˢ THIBOULET, médecin des hôpitaux, et COYON.

Le Pneumocoque, par LIPPMANN, Préface de M. DUFLOCQ.

Les Enfants retardataires, par le Dʳ APERT, médecin des hôpitaux.

Les Oxydations de l'Organisme, par les Dʳˢ ENRIQUEZ et SICARD.

Les Maladies du Cuir chevelu, par le Dʳ GASTOU.

Les Dilatations de l'Estomac, par le Dʳ SOUPAULT, médecin des hôpitaux.

Le Sang (physiologie générale), par le Dʳ Marcel LABBÉ, médecin des hôpitaux.

CORBEIL — Imprimerie ÉD. CRÉTÉ

LES ACTUALITÉS MÉDICALES

La Démence Précoce

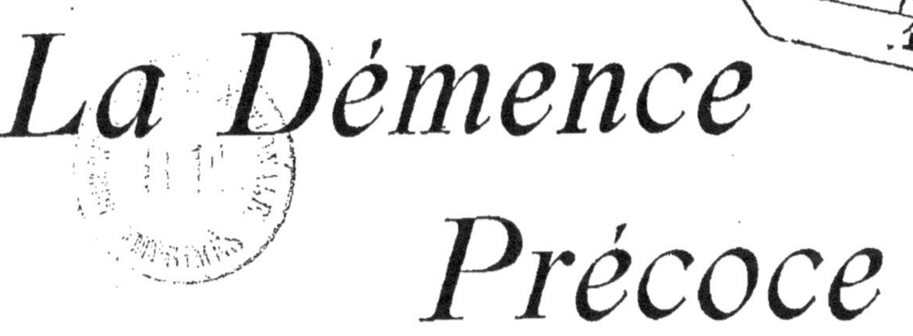

PAR

G. DENY
Médecin
de l'Hospice de la Salpêtrière.

et

P. ROY
Interne des Hôpitaux de Paris.
Ancien interne des asiles d'aliénés de la Seine.

Avec 11 figures dans le texte

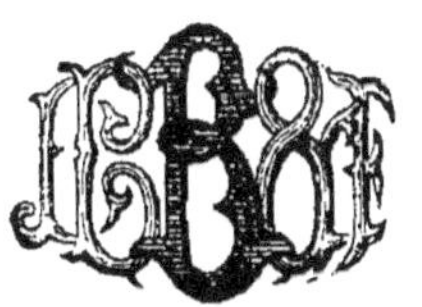

PARIS

LIBRAIRIE J.-B. BAILLIÈRE ET FILS

9, rue Hautefeuille, près le boulevard Saint-Germain

1903

LA DÉMENCE PRÉCOCE

AVANT-PROPOS

Parmi les psychoses que l'on observe communément, sinon exclusivement, chez les jeunes gens, il en est une qui, en raison de ses caractères spéciaux, de sa fréquence et de sa gravité, mérite de retenir particulièrement l'attention; nous voulons parler de la *démence précoce*.

Bien qu'elle ait été signalée il y a déjà plusieurs années, et que son existence ait été consacrée par un grand nombre de travaux, cette affection n'est pas encore admise, comme entité clinique, par tous les aliénistes, les uns la considérant comme une manifestation tardive de la dégénérescence mentale, les autres comme une simple complication des diverses vésanies qui peuvent s'observer au moment de l'adolescence, comme à toutes les autres périodes de la vie.

Nous croyons avec quelques auteurs français et étrangers que, malgré le polymorphisme de ses symptômes, la démence précoce constitue une affection autonome, à évolution spéciale, qui doit être définitivement détachée du bloc des psychoses dites *de dégénérescence* et qui mérite d'occuper une place au moins aussi importante que la paralysie générale dans le cadre des maladies mentales.

Quoi qu'il en soit, en dehors du point de vue doctrinal et des controverses suscitées par l'apparition de cette nouvelle forme morbide, il nous a paru qu'il y avait un véritable intérêt à vulgariser dès aujourd'hui cette notion de la démence précoce, que volontairement nous avons faite aussi simple et claire que possible, afin de la rendre accessible à tous.

10 juin 1902.

I. — HISTORIQUE — DÉFINITION

L'histoire complète de la démence précoce ne pouvant trouver place ici, nous nous bornerons à passer brièvement en revue les principaux travaux qui ont permis d'isoler cette affection des autres psychoses de l'adolescence et de lui constituer, pour ainsi dire, un état civil.

Première période : *l'hébéphrénie Kahlbaum-Hecker* (1863-1871). — En 1863, le professeur Kahlbaum (1) signala l'existence d'une maladie mentale à laquelle il donna le nom d'*hébéphrénie*, parce qu'il la considérait comme étroitement liée au développement de la puberté. Huit ans après, en 1871, Hecker (2), élève de Kahlbaum, décrivit sous le même nom « un processus morbide qui survient à la fin de la puberté, met obstacle au développement ultérieur de l'intelligence et détermine une forme spéciale de démence. L'époque de l'éclosion, la succession ou l'alternance des différentes phases (manie, mélancolie, confusion), l'extraordinaire rapidité de l'évolution avec faiblesse psychique terminale, la forme particulière de celle-ci induite, dès l'origine, de certains signes observés, sont autant de phénomènes qui justifient la conception d'une maladie particulière à insérer dans le cadre des vieilles classifications... »

Ainsi que le fait remarquer Christian, c'était là une doctrine nouvelle : la démence des jeunes gens, qui

(1) Kahlbaum. — *Gruppirung der psychischen Krankheiten*, 1863.

(2) Hecker. — *Die Hebephrenie (Virchow's Archiv,* t. LII, S. 394-429).

jusqu'alors n'avait été pour tout le monde qu'un acci-
dent, soit fortuit, soit lié à un état de dégénérescence
congénital, devenait un symptôme constitutif, essentiel,
d'une maladie bien définie, ne se montrant qu'à une
période déterminée de la vie.

DEUXIÈME PÉRIODE : *l'hébéphrénie est rejetée dans
la dégénérescence.* — Les idées nouvelles éveillant
toujours quelque défiance, on ne s'étonnera pas que la
conception de Kahlbaum et de Hecker n'ait pas été
accueillie avec beaucoup de faveur.

En Allemagne, où pourtant elle était née, la plupart
des auteurs lui refusèrent l'accès de leurs classifications
et soutinrent que l'hébéphrénie n'était qu'une forme
de la dégénérescence mentale, au développement de
laquelle les modifications apportées à l'organisme au
moment de la puberté ne prenaient aucune part. Cette
opinion, soutenue par Krafft-Ebing (1), Schüle (2),
Sterz (3), Finck (4), etc., est également celle qui a
prévalu dans les autres pays et notamment en France,
où, sous l'influence de Morel et surtout de Magnan,
le rôle pathogénique de la dégénérescence dans la
production des psychopathies a été singulièrement
exagéré.

TROISIÈME PÉRIODE : *la notion d'hébéphrénie est
reprise et élargie sous le nom de démence précoce* (Kræpelin, 1893-1899). — Ce n'est guère que
depuis une dizaine d'années qu'une réaction contre

(1) KRAFFT-EBING. — *Traité clinique et pratique des Maladies
mentales,* 4ᵉ édit. Trad. Laurent.

(2) SCHÜLE. — *Traité des maladies mentales.* Trad. Dagonet et
Duhamel.

(3) STERZ. — *Jahrb. f. Psychiatrie,* 1879, I, p. 79.

(4) FINCK. — *Beitrag zur Kenntniss der Jugendirresein* (*Allge-
meine Zeitsch. für Psychiatrie,* 1880, S. 490).

cette doctrine a commencé à se manifester : en 1891, un auteur américain, Trowbridge (1), tout en admettant l'origine héréditaire de la folie de la puberté, soutient qu'elle constitue une psychose spéciale, périodique ou récurrente, qui s'accompagne de perversion morale, rend l'homme agressif et donne à la femme un caractère érotique.

La même année, Pick (2), en Allemagne, considère l'hébéphrénie comme une forme atténuée de la démence chronique primaire de la jeunesse (*dementia præcox*), affection dont il relate trois cas et dans l'étiologie de laquelle il fait intervenir les maladies fébriles et infectieuses.

En 1892, Daraskiewicz (3) établit que l'hébéphrénie est une démence incurable, idiopathique, qui offre des caractères spéciaux et ne s'observe que chez des jeunes gens.

En 1893, le professeur Kræpelin, d'Heidelberg (4) range dans le même groupe : la démence précoce, la catatonie, la démence paranoïde, affections qui auraient toutes les trois pour principal fondement d'être caractérisées par le développement rapide d'un état durable de faiblesse mentale, sans système délirant cohérent.

En 1894, Maïchline (de Moscou), de l'analyse de trente-deux observations, conclut à l'existence d'une démence juvénile précoce chez certains héréditaires

<hr>

(1) TROWBRIDGE. — *The insanity of pubescence (Alienist and neurologist*, 1891, p. 341).

(2) PICK. — *Prager med. Wochensch.*, 1891.

(3) DARASKIEWICZ. — *Ueber Hebefrenie insbesondere deren picheren form*. Dorpat, 1892.

(4) KRÆPELIN. — *Psychiatrie*, 4e édition. Leipzig, 1893.

cérébraux présentant des signes physiques et psychiques
de dégénérescence (1).

Au contraire, Scholz, de Bonn (2) soutient, en 1897, que
l'hébéphrénie se montre surtout chez des sujets sans antécédents héréditaires ou intellectuellement normaux.

La même année, Aschaffenburg (3), combattu par
Schüle, tire de l'étude de deux cent vingt-sept cas la
conclusion que la catatonie de Kahlbaum et l'hébéphrénie de Hecker sont deux variétés de la même
maladie, la démence précoce, laquelle se termine toujours par une faiblesse intellectuelle d'une espèce
particulière : elle consiste en une confusion singulière,
en des absurdités et des tics de toute espèce qui se
manifestent dans le langage et les actes.

En 1899, Christian (4) montre, dans une intéressante
monographie, que la maladie décrite par Kahlbaum et
Hecker constitue une véritable entité clinique, qu'il
propose de désigner sous le nom de *démence juvénile*
ou de *démence précoce des jeunes gens*. Il la considère
comme le résultat non pas seulement d'un arrêt de
développement, mais encore d'une régression plus ou
moins complète des facultés intellectuelles chez des
sujets non héréditaires, primitivement et congénitalement sains. Mais Christian, sous le terme générique de
démence juvénile, n'a guère visé que la variété hébéphrénique.

(1) MAÏCHLINE. — *Société de neurologie et de psychiatrie de
Moscou*, 8 avril 1894, in *Rev. neurolog*, 1894, p. 683.

(2) SCHOLZ. — *Allg. Zeitschrift f. Psych.*, 1897.

(3) ASCHAFFENBURG. — *28e congrès des aliénistes de l'Allemagne
du Sud-Ouest à Karlsruhe* (*Allg. Zeitsch. f. Psych.*, 1897.)

(4) CHRISTIAN (Charenton). — *De la démence précoce des jeunes
gens. Contribution à l'étude de l'hébéphrénie* (*Ann. Méd. Psych.*,
1899).

Au contraire, la même année, Kræpelin (1), dans la sixième édition de son traité de psychiatrie, complète sa première description de 1893 et distingue trois grandes formes de la démence précoce : hébéphrénique, catatonique et paranoïde.

Ainsi fut constituée, grâce au professeur d'Heidelberg, la nosographie de la démence précoce, telle à peu près qu'elle a été adoptée en Allemagne et dans les autres pays.

Depuis lors, ont paru un certain nombre de travaux parmi lesquels nous mentionnerons : un mémoire de Finzi et Vedrani (2), qui concluent très nettement, de l'examen de treize observations, à l'existence en tant qu'entité clinique de la démence précoce ; une intéressante contribution de Séglas (3) à l'étude de la démence paranoïde; une conférence faite à la Société de médecine de Gand par Sérieux (4), dans laquelle on trouvera un exposé très complet des idées de Kræpelin sur les trois formes de la démence précoce ; plusieurs observations publiées par des auteurs belges : Sano et Heilporn (5), Masoin (6), Meeus (7), etc. ; enfin une thèse de Masselon (8), élève de Sérieux, sur la psychologie des déments précoces.

<hr>

(1) Kræpelin. — *Psychiatrie*, 6ᵉ édit. Leipzig, 1899.

(2) Finzi et Vedrani. — *Contr. clinico alla dottrina della demenza precoce* (*Rivista sperimentale di frenatria*, 1899).

(3) Séglas. — *La démence paranoïde* (*Ann. med. psych.*, 1900).

(4) Sérieux. — *La démence précoce* (*Gaz. hebdom. de méd. et de chir.*, 10 mars 1901).

(5) Sano et Heilporn. — *Un cas de catatonie* (*Bull. de la Soc. de méd. ment. de Belgique*, sept. 1901).

(6) Masoin. — *Remarques sur la catatonie* (*Journ. de neurolog.* n° 4, 1902).

(7) Meeus. — *De la démence précoce chez les jeunes gens* (*Bull. de la Soc. de méd. ment. de Belgique*, 1902).

(8) Masselon. — *Psychologie des déments précoces*, thèse Paris, 1902.

Nous ne saurions prétendre à signaler ici tous les documents qui ont paru sur la démence précoce dans ces dernières années : ceux que nous venons de citer suffisent à montrer qu'il existe actuellement dans presque tous les pays une tendance manifeste à admettre l'existence d'une nouvelle entité psychiatrique qui, après avoir été successivement désignée sous les appellations d'hébéphrénie, de folie de la puberté, de démence juvénile, etc., termes qui tous ont l'inconvénient de trop restreindre l'époque d'apparition des troubles psychiques, est aujourd'hui définitivement consacrée sous le nom de *démence précoce.*

La Démence précoce *sera définie d'une manière à la fois suffisamment précise et suffisamment étendue lorsqu'on aura spécifié l'exacte signification de chacun des deux termes de cette expression.*

Le mot Démence *doit être entendu au sens psychiatrique, très restreint,* d'affaiblissement des facultés mentales, (*sensibilité, intelligence, volonté,) quels que soient les troubles délirants, qui, par surcroît, viennent se greffer sur cette déficience psychique; — et non au sens vulgaire et juridique* (1), *qui fait du mot démence un synonyme de folie ou d'aliénation mentale.*

Précocité doit s'entendre non seulement du jeune âge des sujets, chez qui le plus souvent apparaissent ces troubles démentiels, mais aussi de la rapidité avec laquelle ils s'installent, d'emblée, pour ainsi

(1) Art. 489 du code civil : « Les causes de l'interdiction sont au nombre de trois : l'imbécillité, la *démence* et la fureur ».

Art. 64 du code pénal : « Il n'y a ni crime, ni délit, lorsque le prévenu était en état de *démence* au temps de l'action ou lorsqu'il y a été contraint par une force à laquelle il n'a pu résister ».

dire, et sans être précédés d'autres troubles psy-chiques.

La démence précoce est donc un affaiblissement primaire et acquis des facultés intellectuelles, dont la spécificité est déterminée par la réunion de plusieurs symptômes qu'elle partage avec d'autres psychoses, mais qui en elle seule se trouvent réunis.

Suivant la prédominance de tel ou tel groupe de symptômes, nous distinguerons, avec Kræpelin, trois grandes variétés de démence précoce :

1° La forme *hébéphrénique* ou maniaque ;

2° La forme *catatonique* ou stupide ;

3° La forme *paranoïde* ou délirante (1).

Il est à peine besoin de dire que cette division est un peu artificielle, et qu'à côté de ces trois formes nettement caractérisées, il en existe plusieurs autres intermédiaires, réunissant et mêlant différemment les symptômes que nous avons schématiquement séparés.

Néanmoins, il semble utile et logique de grouper les *malades* et de montrer les aspects sous lesquels d'ordinaire ils se présentent, avant d'étudier l'évolution de la *maladie,* son diagnostic et son pronostic, les causes dont elle paraît dépendre, les lésions auxquelles

(1) Sérieux donne le nom de *délirante* à la forme hébéphrénique. Il nous a semblé que cette désignation était plus justifiée pour la forme paranoïde, encore que les trois termes : maniaque, stupide, délirante, ne soient pas exactement synonymes de ceux employés par Kræpelin.

Quant à la forme simple ou non délirante, admise également par Sérieux, elle nous a toujours paru être suivie de l'une des trois variétés classiques et ne constituer ainsi qu'une phase prémonitoire de l'affection.

on a voulu la rattacher et enfin les applications médico-légales et thérapeutiques qu'elle suggère.

II. — DÉMENCE HÉBÉPHRÉNIQUE

L'hébéphrénie ou folie de la puberté proprement dite (ήβη, puberté ; φρενιτις, démence) est la forme la plus commune de la démence précoce. Elle débute ordinairement de quinze à vingt-trois ans (Kræpelin) et se manifeste d'abord par des changements de l'humeur et du caractère.

Troubles du caractère. — Des adolescents, des jeunes gens qui jusque-là s'étaient montrés normaux sous tous les rapports, dont le développement intellectuel était satisfaisant, brillant même quelquefois par certains côtés, qui avaient un caractère égal, enjoué, comme il convient à leur âge, deviennent brusquement, sans raison appréciable, tristes, moroses, irritables. Eux-mêmes ne semblent pas se rendre compte du changement survenu en eux et se montrent le plus souvent incapables d'en fournir la moindre explication.

Altération des sentiments moraux (*Dissociation affective*, Ziehen.) — A ces troubles du caractère, qui s'accompagnent de céphalée, d'insomnie, d'anorexie, etc., et qui font négliger aux malades leurs occupations habituelles, vient bientôt s'ajouter une altération profonde des sentiments affectifs et moraux, précédant en général celle des facultés intellectuelles proprement dites (dissociation affective de Ziehen) (1). Les malades

(1) *Comptes rendus du XIIIe congrès international de médecine* (Paris, 1900). *Section de psychiatrie : Rapport sur les Psychoses de la Puberté.*

ne témoignent aucune tendresse à leurs parents, sup-
portent mal leurs réprimandes, souvent même quittent
la maison familiale pour échapper à leur surveillance,

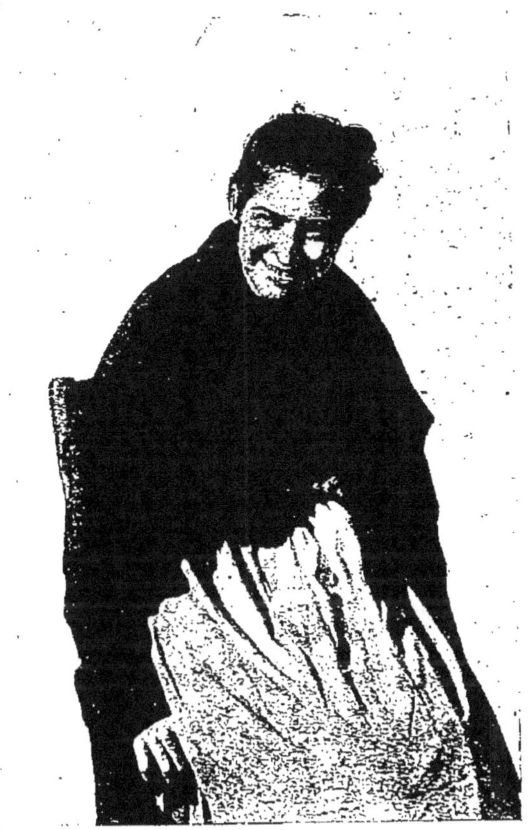

Fig. 1. — Démence hébéphrénique. — C.. 19 ans, couturière. —
Début à 17 ans par la perversion des sentiments affectifs, actes
extravagants, divagations, grimaces, pleurs, etc. Gâtisme inter-
mittent.

ou bien entrent en de violentes colères qui ne sont
habituellement que le prélude des crises d'excitation
par lesquelles le véritable caractère de la maladie va
maintenant s'affirmer.

Alternatives d'excitation et de dépression. — Lorsqu'elle est établie, en effet, l'hébéphrénie est caractérisée surtout par un état presque permanent d'excitation, entrecoupé de courts moments de calme ou de dépression. Cette excitation se traduit le plus souvent par un bavardage puéril et confus, et par un besoin irrésistible de mouvements. Le malade va, vient, se déplace sans but, forme mille projets plus ou moins extravagants, raconte des histoires extraordinaires, méconnaît toutes les règles de la bienséance, s'habille d'une façon bizarre, s'emporte à la moindre contradiction, brise les objets, lacère ses vêtements, ou bien, au contraire, se met à pleurer comme un enfant, demande pardon et recommence au bout de quelques minutes les mêmes excentricités (fig. 1).

Idées délirantes polymorphes. — Au milieu de cette agitation, habituellement entretenue par des hallucinations de la vue et de l'ouïe, on constate bientôt l'apparition d'un certain nombre de conceptions délirantes polymorphes, absurdes, contradictoires et dépourvues de tout caractère de systématisation. Ce sont le plus souvent des idées de richesses et de grandeurs qui viennent trahir l'affaiblissement des facultés mentales : une modeste ouvrière raconte qu'un homme très riche l'a remarquée, qu'il va venir la demander en mariage, qu'elle habitera un beau château, etc. ; et, en même temps, elle se met à découper en morceaux sa pauvre robe d'hôpital pour s'en faire, dit-elle, une toilette de mariée. Une autre de nos malades veut à tout prix se marier, épouser un docteur, un académicien, n'importe qui, pourvu qu'il soit riche ; et, un instant après, elle ajoute : « Je serai sa maîtresse à l'étranger, sa femme en France » (fig. 2).

D'autres s'imaginent être d'une naissance illustre,
collectionnent les photographies des membres d'an-
ciennes familles régnantes et se fabriquent une

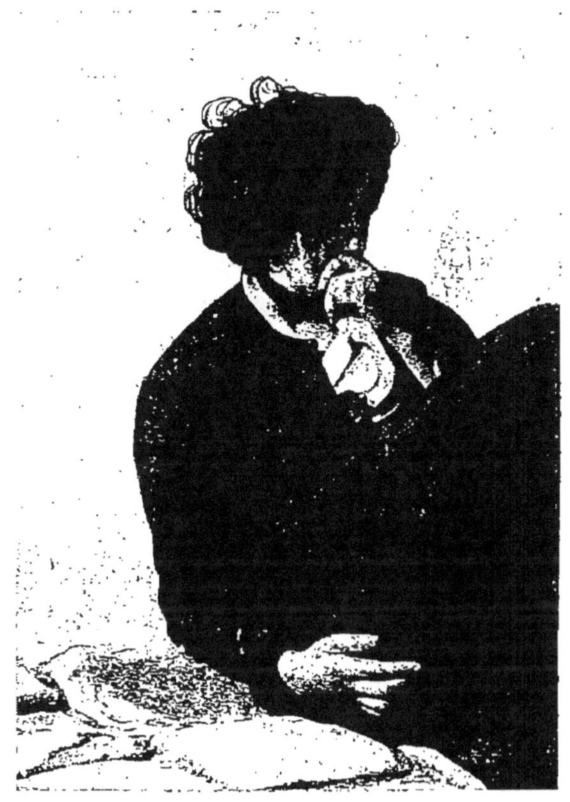

Fig. 2. — DÉMENCE HÉBÉPHRÉNIQUE. — R., 24 ans, couturière. —
Début à 17 ans par des idées érotiques et des idées de richesse.
Accès d'excitation, fugues. Démence complète depuis l'âge de 21
ans, avec persistance de l'impulsivité.

généalogie de fantaisie. D'autres encore se croient
appelés à de hautes destinées et ne rêvent qu'actions
d'éclat : un garçon de dix-sept ans doit partir au Trans-
vaal, pour « casser les reins aux Anglais »; mais,

en attendant, il barbouille une feuille de papier de dessins informes, d'enluminures grossières, pour annoncer ses débuts dans un café-concert des boulevards.

Ces conceptions délirantes reflètent déjà la tendance de quelques-uns de ces malades à s'exagérer leurs propres mérites, à jouer un rôle différent de celui auquel leur destinée les appelait, tendance que nous retrouverons beaucoup plus marquée chez les déments paranoïdes.

A côté des idées de richesses et de grandeurs, et simultanément, de manière à composer un délire polymorphe, chaotique et variable, on constate l'existence de préoccupations hypocondriaques ou mystiques, d'idées érotiques ou de persécution, etc.. On voit des jeunes filles qui, exaltant leur religiosité, s'imposent, en manière de pénitence, des privations absurdes, mangent des cheveux, de la terre, etc. Une jeune malade que nous observons croit qu'elle est enceinte, affirme qu'elle a accouché, décrit la sensation qu'elle a ressentie dans le ventre et les douleurs aux seins ; mais elle ajoute qu'elle a toujours eu ses règles ; d'autres s'imaginent donner naissance à des souris ou des grenouilles.

Dépourvues de toute espèce de lien logique entre elles, ces idées délirantes, de couleur variable, et auxquelles s'associent souvent des désordres sensoriels et des troubles de la personnalité, présentent toujours l'empreinte du fond démentiel sur lequel elles ont pris naissance (fig. 3).

Les éléments constitutifs de ces conceptions délirantes sont empruntés tantôt à des lectures ou à des rêves, tantôt à des interprétations fausses ou à des erreurs de jugement, tantôt enfin à des modifications

de la cœnesthésie ou à des troubles de la sensibilité
générale ou spéciale. Le milieu dans lequel ont vécu

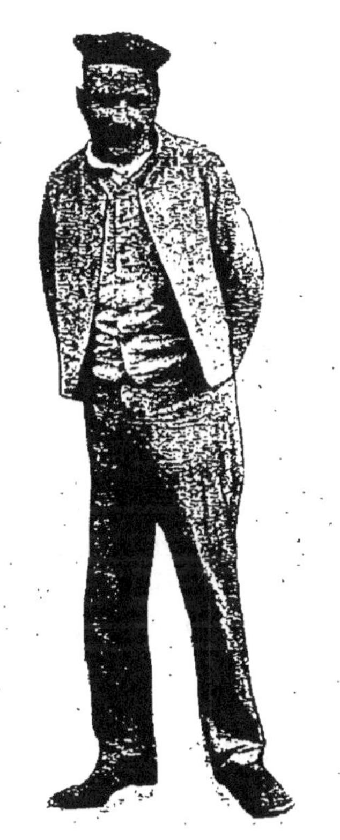

Fig. 3. — Démence hébéphréNIQUE. — D..., 32 ans. — Début des
troubles psychiques entre 15 et 16 ans par un état d'anxiété,
des idées de persécution, etc. Démence complète au bout de
trois ans. (Due à l'obligeance de M. le Dr Séglas.)

les malades jusqu'à l'éclosion des phénomènes morbides peut aussi donner un cachet spécial à leur délire.

C'est ainsi que l'on retrouve l'influence de pratiques religieuses exagérées dans les préoccupations d'une jeune fille qui veut sauver la France impie, à l'instar de Jeanne d'Arc ; de même aussi celle des conversations habituelles aux ouvrières des ateliers parisiens dans les idées éroto-mégalomaniaques d'une jeune modiste qui quitte ses parents et s'abandonne au premier venu dans la rue, etc. Mais nous n'insistons pas sur ces faits parce qu'il n'y a rien là qui soit spécial à la démence précoce.

Troubles du langage. — Le langage, écrit ou parlé, par lequel se traduit le délire hébéphrénique, présente une forme adéquate à son contenu. La construction grammaticale de la phrase est habituellement respectée, au moins au début ; elle est souvent même redondante et compliquée à plaisir, au point d'en rendre impossible l'analyse logique ; certaines tournures, certaines phrases reviennent sans cesse. Des ellipses continuelles, de longues périodes, où s'entassent incidentes sur incidentes, finissent par enlever tout sens général aux écrits, formés par l'accumulation de toutes ces propositions, lesquelles, isolées, demeurent grammaticalement correctes.

En outre, les écrits et les discours des hébéphréniques sont remarquables par l'emploi de locutions puériles ou triviales, de sentences prudhommesques, de termes scientifiques pris à contre-sens. Ces malades ont aussi une tendance à contrefaire la langue avec des expressions étrangères impropres ; ils empruntent au répertoire des casernes ou des champs de courses des néologismes non euphoniques, parfois même forgent et inventent de toutes pièces des mots dont il est difficile de retrouver l'origine psychologique.

Troubles de la mimique (*Paramimie hébéphrénique*, Ziehen) — L'affectation et la recherche du langage se retrouvent dans les attitudes et dans les gestes. Les actes les plus simples (donner la main, tirer la langue) sont exécutés d'une manière bizarre ; les poses manquent de naturel et semblent théâtrales. Ces excentricités d'allures et de maintien s'observent même chez des sujets dont l'intelligence, en apparence du moins, ne paraît pas encore très troublée. Sous le nom de *Paramimie hébéphrénique*, Ziehen a insisté d'une façon particulière sur cette « discrépance entre les troubles intellectuels et les réactions mimiques », et considère cette dissociation comme un des principaux caractères imprimés par la puberté à toutes les affections mentales qui apparaissent à cette époque de la vie. Il est certain que dans les trois formes de la démence précoce, on rencontre presque constamment cette absence absolue de concordance entre le ton émotionnel du délire, d'une part, et les troubles moteurs ou l'attitude générale, d'autre part : tel malade qui sera resté des journées entières silencieux et immobile, dans la tristesse et l'abattement du mélancolique, se mettra tout à coup à rire stupidement, ou rompra son silence obstiné pour exprimer quelque calembour inepte. Une fillette de quinze ans veut faire la grande dame, morigène sa sœur aînée qui en a vingt-cinq, lui donne des conseils sur ses lectures, sur son mariage, veut régenter toute la maison ; puis quelques minutes plus tard elle va gambader, se rouler sur l'herbe, ou se livrer à des jeux de garçon avec l'impudeur des toutes petites filles (Krafft-Ebing). Un jeune présomptueux veut être traité en homme fait, prend des airs d'importance, et le lendemain on le voit, pour une petite égratignure au doigt, se lamenter, déclarer qu'il ne peut plier la main, que la gangrène va s'y mettre, etc. Plus manifeste encore apparaît la contradiction, chez ce dément précoce, auquel on présente une fleur odorante et qui, tout en déclarant éprouver une sensation agréable, esquisse une grimace de déplaisir (Masselon).

Impulsivité. Fugues. — L'excitation hébéphrénique ne se traduit pas seulement par de l'agitation, des accès de colère, des actes désordonnés, des discours incohérents, etc. Elle donne encore lieu à des réactions motrices très violentes qui obligent à soumettre les malades à une surveillance incessante : nous avons déjà signalé les bris d'objets, la lacération des vêtements auxquels ils se livrent dans leurs moments d'égarement : c'est là, pour ainsi dire, la monnaie courante des colères hébéphréniques. Mais de tels malades ne s'en prennent pas seulement aux choses, ils s'attaquent aussi aux personnes : soudainement, impulsivement, sans que rien puisse le faire prévoir, ils se jettent sur leur voisin, lui donnent un soufflet, lui arrachent les cheveux, lui lancent un objet à la tête, etc. Ces impulsions sont très fréquentes chez les hébéphréniques et obligent les personnes qui les soignent à garder toujours une attitude défensive, même et surtout dans les phases de dépression qui interrompent de temps à autre les périodes d'excitation : les malades, qui restent alors silencieux, inertes et paraissent absolument inoffensifs, tout à coup, sous l'influence de leurs représentations mentales pénibles ou de leurs hallucinations, se lèvent subitement, comme mus par un ressort et commettent des actes de violence. Le calme n'a donc jamais chez eux de racines bien profondes et leur conscience reste toujours plus ou moins troublée (fig. 4).

Toutefois, on ne constate jamais de véritables impulsions homicides ou suicides : une de nos malades a

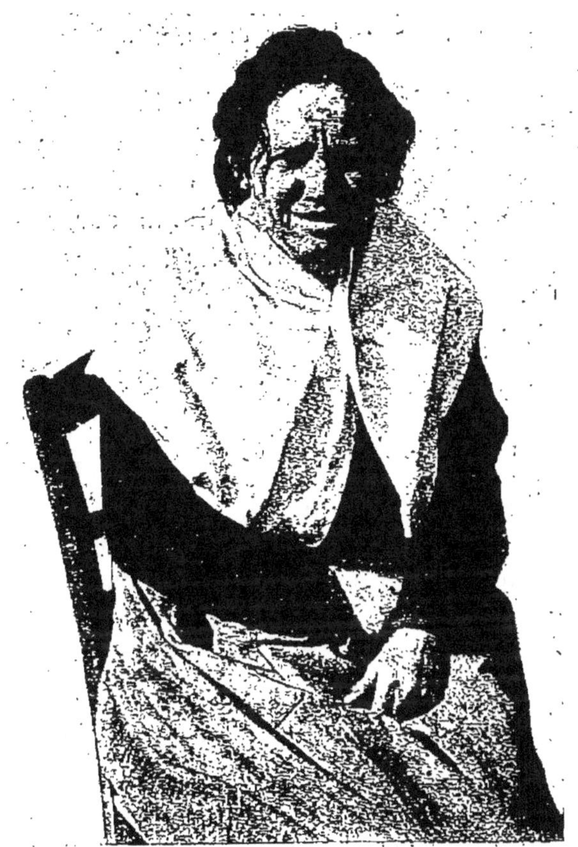

Fig. 4. — DÉMENCE HÉBÉPHRÉNIQUE. — Men..., 28 ans, fleuriste. — Début à 17 ans par des troubles du caractère, bientôt suivis d'excitation et de divagations, sans idées délirantes proprement dites. Hallucinations de la vue. Converse continuellement avec des interlocuteurs imaginaires. Propos complètement incohérents. Variabilité très grande de l'humeur. Impulsions.

bien été retrouvée dans un puits ; mais elle y était descendue sans trop savoir ce qu'elle faisait et sans se rendre compte du danger qu'elle courait.

La cause de ces impulsions subites peut aussi être cherchée dans la variabilité de l'humeur que nous avons déjà signalée comme un des phénomènes avant-coureurs de l'hébéphrénie et qui persiste pendant toute sa durée.

C'est encore à des impulsions irraisonnées qu'obéissent les hébéphréniques qui abandonnent le domicile de leurs parents. Nous reviendrons plus loin sur les caractères qui permettent de distinguer ces fugues de celles des épileptiques, des hystériques, des dégénérés, etc.

Tel est, rapidement esquissé, le tableau de l'hébéphrénie à ses deux premières périodes. Au bout d'un temps variable, mais qui n'excède pas deux ou trois années, les idées délirantes disparaissent progressivement et laissent le champ libre au seul état démentiel. C'est alors la période terminale de la maladie, dont les caractères seront étudiés plus loin, car ils se confondent avec ceux des autres formes de la démence précoce.

III. — DÉMENCE CATATONIQUE

Définition : Catatonie et états catatoniques. — Sous le nom de *catatonie* (κατα, τονος, en contraction), Kahlbaum (1) a décrit, en 1874, une affection cérébrale à marche cyclique, revêtant tour à tour l'aspect de la manie, de la mélancolie, de la stupeur, etc., et se terminant par de la démence, avec cette particularité que ces troubles psychiques sont toujours accompagnés de modifications fonctionnelles du système nerveux mo-

(1) KAHLBAUM. — *Die Katatonie oder das Spannungsirresein*, 1874.

leur offrant les caractères généraux de la spasticité.
Cette conception qui ne tendait à rien moins qu'à faire
de la catatonie une entité clinique comparable à la
paralysie générale progressive — maladie dans laquelle
sur un fonds démentiel on observe des délires variables
et des troubles moteurs à forme paralytique — fut
généralement rejetée. Néanmoins l'expression de catatonie est restée dans la science et aujourd'hui elle est
appliquée un peu inconsidérément à des maladies,
sinon à des malades, très différents, parce qu'en médecine mentale, comme dans les autres branches de la
pathologie, il arrive trop souvent qu'on désigne sous un
même vocable tantôt la maladie et tantôt le symptôme
qui en constitue le phénomène capital.

Sans insister davantage sur ce côté de la question
qu'on trouvera discuté dans une intéressante revue
critique de Séglas et Chaslin (1), nous pensons qu'il
y a lieu de séparer avant tout très nettement la *catatonie* proprement dite des *états* ou des *signes catatoniques* qui peuvent apparaître dans le cours de différentes névropathies ou cérébropathies, telles que l'hystérie, l'épilepsie, certaines lésions cérébrales en foyer,
la paralysie générale progressive, l'idiotie, l'alcoolisme, etc.

D'après Séglas (2), ces symptômes catatoniques sont
des variétés d'états mélancoliques, simples ou sympto-
matiques, avec stupeur plus ou moins accentuée, variétés
qui seraient peut-être en rapport avec le terrain hystérique.

(1) Séglas et Chaslin. — *Archives de neurologie,* 1889, etc.
Nos 44, 45 et 46.
(2) Séglas. — *Une observation de Mélancolique cataleptique*
(*Nouv. Icon. de la Salpêtrière,* 1889).

Mais, défalcation faite des cas dans lesquels des phénomènes catatoniques ou cataleptiformes se montrent surajoutés à une maladie fondamentale qu'il importe de reconnaître, il en existe d'autres, où le syndrome catatonique, évoluant pour son propre compte, peut être considéré sinon comme une entité spéciale, du moins comme l'une des trois grandes modalités que peut revêtir la démence précoce et qui constitue la catatonie proprement dite.

La catatonie (forme stupide de la démence précoce), que nous allons maintenant décrire, est caractérisée par des états particuliers de stupeur ou d'excitation, aboutissant le plus souvent à la démence et accompagnés de phénomènes de *négativisme*, de *suggestibilité* et de *stéréotypie* (Kræpelin).

Apathie intellectuelle et morale. Stupeur. — La catatonie débute habituellement par une courte phase d'excitation qui rappelle celle des hébéphréniques; mais celle-ci est généralement plus courte et fait place, au bout de quelques jours ou de quelques semaines à un état d'apathie, d'inertie et de torpeur qui se change bientôt en véritable stupeur.

Tel jeune homme, par exemple, qui, jusque-là, travaillait convenablement, néglige ses études, s'emporte quand on lui fait des observations, refuse d'obéir à ses maîtres, ne trouve aucune raison pour justifier son changement de conduite, commet quelques actes extravagants, puis finalement perd toute initiative et garde un mutisme absolu.

Une observation attentive des malades, pendant la courte phase d'excitation qui précède la stupeur, permet le plus souvent de saisir quelques lambeaux d'idées délirantes, habituellement de couleur triste : idées de culpabilité, de persécution, etc. Une femme de chambre d'hôtel trouve un mouchoir perdu par un voyageur, elle s'imagine qu'on va l'accuser de l'avoir volé, elle se lamente, se désole, puis, après quelques jours de cet état anxieux, reste complètement inerte sans vouloir ni parler, ni manger. Une autre croit qu'elle sent le cadavre, qu'elle empoisonne par son odeur tous ceux qui l'approchent; le lendemain elle veut changer de religion et se croit en butte aux persécutions des juifs; un autre jour elle ne reconnaît plus son mari, « elle n'a jamais été mariée, peut-être a-t-elle été sa maîtresse », tout cela débité sur un ton indifférent ou même en souriant. Une jeune fille de vingt-trois ans a deux crises d'excitation, de quelques semaines chacune de durée, séparées par un intervalle lucide, puis elle devient complètement apathique, ne prend plus aucun soin de sa personne et ne répond plus aux questions qu'on lui adresse que par un marmottement presque inintelligible.

En même temps que cette absence de toute spontanéité et de toute initiative, on constate, chez la plupart de ces malades, une sorte d'anesthésie cutanée en rapport avec leur engourdissement cérébral. Leur physionomie dépourvue de toute expression, béate, niaise, quelquefois même un peu sarcastique est bien différente de celle des véritables mélancoliques aux traits durs, contractés et comme figés, qui reflètent si bien la profonde douleur morale dans laquelle ces malades sont plongés.

Après cette phase de début, caractérisée surtout par des phénomènes d'apathie intellectuelle et morale et par l'apparition de quelques idées délirantes, rudimentaires, incohérentes et absurdes, accompagnées ou non de troubles sensoriels, les malades, devenus complètement stupides, présentent une série de troubles moteurs et musculaires groupés sous les noms de négativisme, de stéréotypie et de suggestibilité, qui sont caractéristiques de la catatonie à sa période d'état.

Négativisme. — On désigne aujourd'hui sous le nom de négativisme le complexus symptomatique appelé autrefois *folie d'opposition* et qui est caractérisé par une *tendance permanente et instinctive à se raidir contre toute sollicitation venue de l'extérieur, quelle qu'en soit la nature* (Kahlbaum). Cette définition, très étendue à dessein, permet d'englober dans le négativisme un grand nombre d'actes, différents en apparence, mais qui ne sont que l'expression variable d'une même mentalité, d'un même entêtement systématique.

Si, par exemple, l'on essaye de soulever le bras d'un catatonique ou de lui ouvrir son poing fermé, une contraction musculaire antagoniste s'y oppose énergiquement; si l'on réussit à vaincre cette résistance, le bras ou la main reprennent, dès qu'on les abandonne, la position qu'ils occupaient primitivement : la palpation des muscles, durs et rigides, montre la réalité de la contraction antagoniste.

Si on interroge ce catatonique, il ne répond rien, non parce qu'il ne saisit pas le sens des questions, mais parce qu'il ne veut pas parler et se renferme volontairement dans un mutisme obstiné. Ce mutisme constitue une véritable attitude stéréotypée prise par l'esprit (fig. 5). On a voulu y voir le résultat d'une convulsion tonique, que Kahlbaum opposait à la loquacité ou verbigération des excités catatoniques, qui, elle, représenterait une sorte de convulsion clonique. En réalité, la rigidité des muscles de la langue ou de la mâchoire, n'intervient que secondairement pour produire le mutisme ; celui-ci est d'origine psychique et n'est qu'une

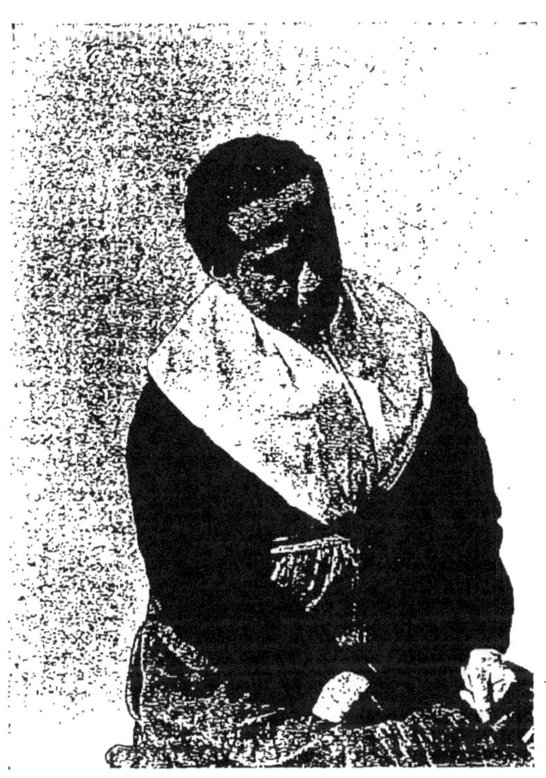

Fig. 5. — Démence catatonique. — Q.... 52 ans, fleuriste. — Début
à 43 ans par une courte phase d'excitation anxieuse, allume un
réchaud pour se tuer, à partir de ce moment ne prononce plus
que le mot « feu ». Négativisme, mutisme, rigidité généralisée.
Conserve invariablement la même attitude depuis quatre ans :
la tête légèrement inclinée, la physionomie inerte, indifférente,
les doigts repliés convulsivement dans la paume de la main.
Impulsions subites.

des formes de la résistance aveugle qu'opposent ces
malades à tout acte, si infime soit-il.

De même qu'il refuse de parler, le catatonique stupide

refuse de se lever, de marcher, de manger, de se coucher, de se vêtir, ou bien fait le contraire de ce qu'on lui commande. Il garde une immobilité absolue pendant des journées entières, par peur du changement et du mouvement, ou sans aucune raison. Bientôt même cet absurde esprit de contradiction se traduit par une opposition systématique aux actes les moins volontaires de la vie végétative; non seulement il y a refus de nourriture, mais on peut encore observer d'invraisemblables et permanents efforts pour retenir volontairement les urines, la salive, etc. (fig. 6). Dans certains cas, la raideur motrice généralisée des catatoniques peut avoir un caractère physiognomonique et expliquer plastiquement une idée délirante, sous forme des attitudes stéréotypées que nous étudions plus loin.

Suggestibilité. — En général, le négativisme se montre primitivement, et dure indéfiniment; mais il est remplacé de temps en temps par de la suggestibilité. Ce mot doit être entendu ici dans son acception la plus large; il ne s'agit pas seulement de la faculté qu'ont ces malades de recevoir des suggestions verbales, mais d'une *tendance générale, permanente et instinctive, à adopter toute sollicitation venue de l'extérieur, quelle qu'en soit la nature*. C'est donc exactement l'inverse du négativisme; et la suggestibilité ou docilité extrême de certains catatoniques n'est sans doute que la marque de la désagrégation progressive de leur personnalité.

Si la sollicitation venue de l'extérieur est d'ordre moteur, si, par exemple, on soulève le bras d'un catatonique suggestible, le membre ou le segment de membre demeure fixé en l'air, dans la position qu'on lui imprime; il en résulte des poses extatiques, des attitudes qui rappellent les états cataleptiques de

l'hystérie, et comme il s'agit là d'un signe facile à
objectiver chez tous les malades qui sont plus ou moins

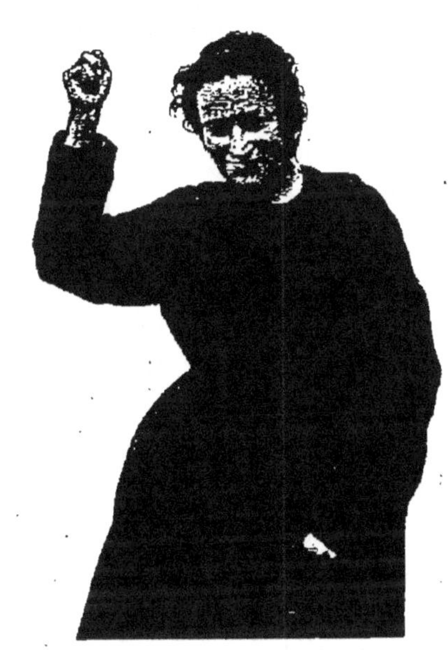

Fig. 6. — Démence catatonique. — V..., 33 ans. — Hérédité vésanique (mère aliénée, père suicidé). — Début à 20 ans. D'emblée
négativisme (mutisme) et stéréotypie (faisait trois pas en avant,
puis trois en arrière). Actuellement, suggestibilité (conservation des attitudes passives), coexistant avec la rétention volontaire et permanente de la salive (rendue apparente sur la pho-
tographie par la contraction des muscles de la partie inférieure
du visage).

plongés dans la stupeur, on en a fait le signe catatonique par excellence (fig. 6).

L'explication psychologique de cette plasticité musculaire persistante est la même que celle de la catalepsie
hystérique, à savoir l'absence de toute perception

venant avertir le sujet de la position de son bras ;
n'étaient son propre poids, et l'épuisement progressif
des centres sensitivo-moteurs, il le garderait en l'air
indéfiniment. Pour d'autres auteurs, en particulier pour
Raymond, ainsi que pour Séglas et Chaslin, cette immobilité cataleptiforme provoquée serait en rapport avec
des altérations du sens musculaire, telles qu'on en
observe dans l'hystérie.

Mais la suggestibilité de ces malades ne se réduit
pas à cette flexibilité cireuse (*Flexibilitas cerea* des
Allemands) et ils n'adoptent pas que les sollicitations
motrices : ils reproduisent, spontanément et en les
déformant plus ou moins, les mots ou même les
phrases qu'on prononce devant eux. La forme là plus
habituelle de cette *écholalie* se manifeste par la
répétition automatique, à la manière d'un écho, des
derniers mots qui frappent les oreilles des sujets.
Dites-moi votre nom ? — Mon nom ? — Avez-vous
dormi ? — Dormi, etc. Dans le champ de cette conscience profondément troublée, le moindre changement apparaît difficile et douloureux ; aussi le mot
entendu tend à s'emparer de l'esprit et à y persister
indéfiniment, au détriment des images qui ne peuvent
plus être évoquées.

Cette extrême passivité, cette aboulie par désagrégation de la personnalité se manifeste encore davantage dans l'activité imitative de certains catatoniques
suggestibles qui reproduisent spontanément les gestes
des personnes présentes (*échomimie, échopraxie*). Par
exemple, le médecin avance la main : aussitôt le malade tend la sienne ; on prend sa montre, il fouille
dans son gousset ; on se baisse, il se baisse, etc. Ou
bien ce sont les gestes et les attitudes des autres ma-

lades, et de préférence les plus absurdes, qui sont
imités ; à côté d'un malade qui se tient debout, immobile et la tête profondément penchée vers la terre,
vient s'en placer un autre qui, non content d'imiter
son attitude, l'exagère en fléchissant et penchant tout
le corps en avant. Rien n'est plus curieux que de cau-
ser avec quelqu'un de ces malades, doués d'un tel
pouvoir imitatif, et de relever au passage les causes
extérieures, incessamment changeantes et éphémères,
qui dirigent et orientent leur conversation incohérente.
Enfin, dans certains cas, où la réceptivité passive de
l'esprit laisse encore persister quelque faculté d'attention, le pouvoir imitatif est si considérable qu'il suffit
d'écrire au tableau noir. « Levez le bras en l'air »,
pour qu'aussitôt le malade accomplisse ce geste (Masselon).

Stéréotypie. — Négativisme et suggestibilité constituent par leur coexistence ou leur succession chez les
mêmes malades, ce qu'on appelle la *stupeur catatonique*
à côté de laquelle on a coutume de décrire *une excitation catatonique*, caractérisée surtout par des impulsions soudaines et par de la *stéréotypie*. Mais, bien
plutôt que deux formes distinctes et devant être oppo-
sées l'une à l'autre, ce sont là deux états qui se succèdent habituellement chez un même sujet, des raptus
passagers interrompant fréquemment l'état de stupeur,
sous forme de périodes alternatives, plus ou moins
régulières.

Ces états d'excitation catatonique sont remarquables
par la tendance à la stéréotypie dans le langage et
dans les actes.

« La stéréotypie (Kræpelin) est caractérisée par la
durée anormale des impulsions motrices, qu'il s'agisse

d'une contracture permanente d'un certain groupe de muscles, ou de la répétition fréquente d'un même mouvement ». L'excitation catatonique est donc une excitation stéréotypée, uniforme, systématisée, tandis que l'excitation maniaque ordinaire est mobile, variable, polymorphe.

La définition de Kræpelin établit immédiatement la division, commode pour la description, adoptée par Ricci (1), Séglas et Cahen (2) en stéréotypies de l'attitude ou *akinétiques*, et en stéréotypies des mouvements et des actes ou *parakinétiques*.

Nous avons déjà relevé plusieurs cas de stéréotypies akinétiques, comme ce malade qui refuse de quitter le lit par peur du changement ou celui qui se tient continuellement debout, sans appui, dans l'immobilité absolue ; de même on en voit qui restent couchés en chien de fusil ; un autre garde son visage appliqué contre terre, un troisième demeure accroupi, les coudes sur les genoux et tout replié sur lui-même à la manière d'un sphynx. On trouve chez les catatoniques beaucoup d'autres attitudes professionnelles ou pathétiques, bizarres, cabalistiques : attitudes de combattant, de prédicateur, de gymnaste, de crucifié, etc. (fig. 7).

Mais les stéréotypies parakinétiques sont bien plus nombreuses ; tandis que le maniaque se fait remarquer par les variations incessantes de sa turbulence et de son agitation, le catatonique excité se reconnaît à la répétition monotone des mêmes mouvements sans but : certains vont sans cesse d'un point à un autre et revien-

<hr>

(1) Ricci. — *Les stéréotypies dans les démences et spécialement dans les démences consécutives* (*Riv. sp. di fren.*, 1890).

(2) Cahen. — *Contribution à l'étude des stéréotypies* (*Arch. de neurologie*, déc. 1901).

nent par le même chemin ; d'autres tournent en cercle
avec une vitesse constante et sans que rien puisse les
distraire de leur invariable itinéraire ; d'autres encore, en

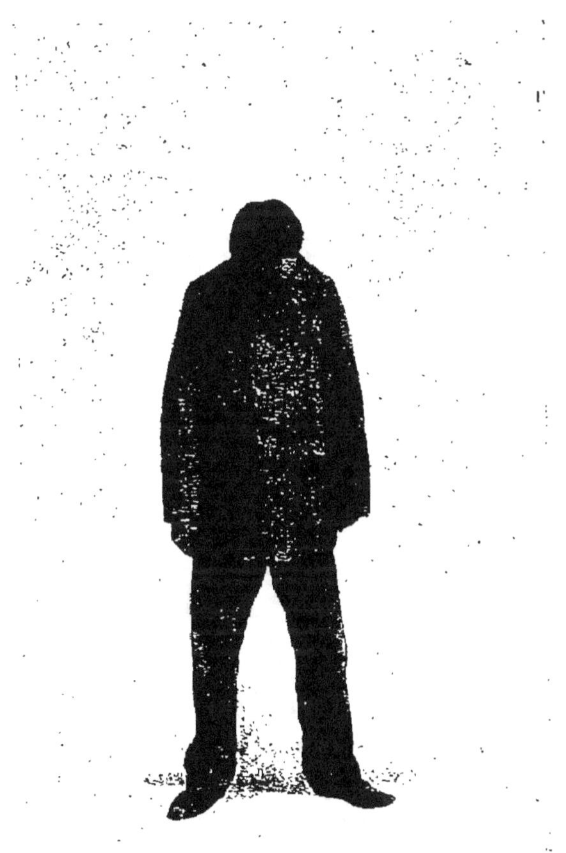

Fig. 7. — Attitude catatonique chez un dément précoce. (Due à
l'obligeance de M. le Dr Séglas.)

un point de leur course, se livrent à quelque acte absurde,
comme ce malade qui, depuis des années, lèche le
mur toujours au même endroit, au point que la pierre

en est usée et comme polie. Les démarches les plus bizarres peuvent s'oberver : certains malades ne pro-

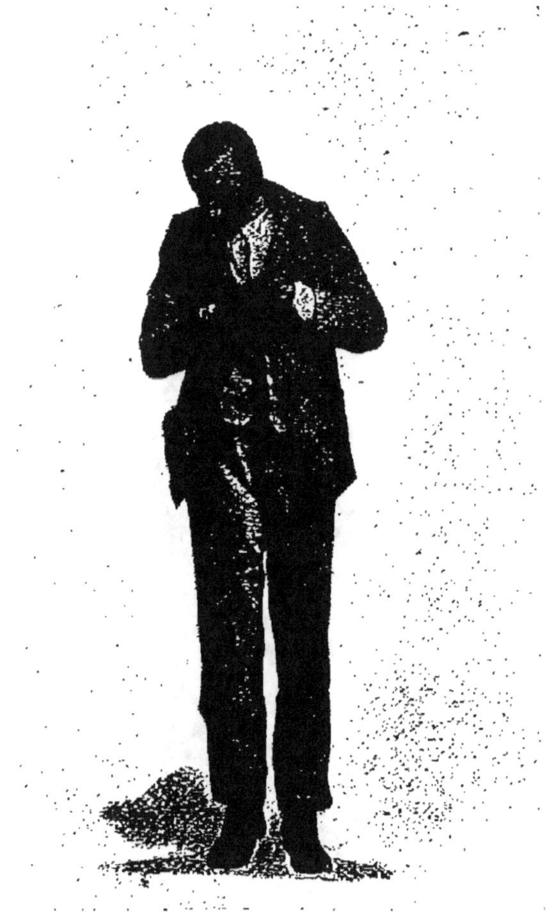

Fig 8 — Démence catatonique. — R..., 39 ans, employé de chemins de fer. Début à 22 ans par de la prostration, du mutisme, de la stupeur, des mouvements bizarres (arrêté sur la voie publique à cause de ses extravagances). Onanisme. Se tient toujours debout, les bras en avant du corps, la tête fléchie, marmottant des mots inintelligibles. Négativisme.

gressent qu'en sautant, en rampant sur les mains, en

marchant de côté, en ayant soin de toujours porter le même pied en avant, etc. (fig. 8).

A côté de ces stéréotypies dans la marche, il en est d'autres qui n'intéressent qu'une partie déterminée du corps : un malade répète sans cesse le geste de secouer une main amie; un autre imite les mouvements d'un cavalier et excite une monture imaginaire par des interjections toujours identiques; un troisième frappe dans ses mains nuit et jour; un autre encore balance sa tête à la manière d'un ours. Une de nos catatoniques passe son temps à s'épiler les cheveux, les sourcils, le pubis; une autre s'écorche les différentes parties du visage. Certains mouvements stéréotypés s'observent avec une fréquence particulière à la face : tantôt ce sont des mouvements des lèvres que le malade avance en les contractant en forme de museau (*bouche en groin*) ou qu'il écarte en léger rictus, tantôt des reniflements, des clignements d'yeux, des battements des paupières, etc. Des hoquets et autres bruits bucco-pharyngés composent encore des grimaces qui aboutissent quelquefois au rire et au pleurer spasmodiques.

Des actes plus compliqués peuvent être stéréotypés, et certains déments précoces recommencent un grand nombre de fois les mêmes puériles tentatives d'évasion ou de suicide accomplies dans les mêmes circonstances et avec la même stupidité. Enfin l'excitation génitale, assez fréquente, peut imprimer une direction spéciale aux mouvements automatiques (onanisme effréné).

Cette stéréotypie que nous constatons si nettement chez les catatoniques existe également, quoiqu'en général moins accentuée, dans les autres formes de la démence précoce et l'on peut trouver tous les intermédiaires entre les stéréotypies catatoniques et le simple maniérisme, les tics, les grimaces et l'absurdité du maintien que nous avons notés dans la forme hébéphrénique. Maudsley (1) rapporte plusieurs exemples des bizarreries et des excentricités plus ou moins conscientes de certains hébéphréniques, témoin ce jeune homme qui avait l'habitude de heurter à deux reprises la pierre qu'il venait à heurter; s'il crachait une fois, il devait cracher deux fois, et s'il écrivait un mot d'une manière incorrecte, il devait répéter l'incorrection.

Comme nous l'avons observé pour la paramimie hébéphrénique, les mouvements de la face, les gesticulations désordonnées des membres et du tronc des catatoniques n'ont aucune relation entre eux, ni ne sont en rapport avec les idées délirantes en cours. De même que ces malades ont des conceptions délirantes remarquables par leur caractère incohérent, absurde, contradictoire, *démentiel*, de même les manifestations motrices (mimique ou langage) apparaissent privées de toute signification, considérées en elles-mêmes ou rapportées au délire. Tandis que certains maniaques ont des gestes conformes à leur délire, l'agitation musculaire du dément précoce est toujours absurde et marquée, dès le début, de l'empreinte démentielle. C'est donc à bon droit que Masoin rapproche la stéréotypie catatonique de l'automatisme de l'idiot qui portent l'un et l'autre la marque d'un même affaiblissement intellectuel, ne différant que par la date de son apparition, tardive ou congénitale.

La stéréotypie du langage parlé ou écrit (*verbigération*) est tout aussi fréquente que celle des autres actes et mouvements.

(1) MAUDSLEY. — *Pathologie de l'esprit*. Trad. Germont, 1883.

Exagérant la loquacité extravagante et l'affectation puérile de certains hébéphréniques qui répètent à satiété les mêmes mots ou les mêmes phrases, les catatoniques qui ont de la verbigération passent des journées entières à fredonner la même mélopée, à marmotter quelques mots ou quelques lambeaux de phrases, toujours les mêmes et le plus souvent inintelligibles. D'autres entremêlent ou font suivre toutes leurs paroles d'interjections, d'adverbes sans signification, parfois même de néologismes fabriqués à leur usage. Il s'agit là d'impulsions verbales automatiques qui sont, en quelque sorte, de véritables tics du langage; et c'est ce qui distingue la verbigération catatonique de l'idéorrhée, de la confabulation et de la radoterie des autres variétés de démence.

Pas plus que le négativisme et la suggestibilité, la stéréotypie n'est pathognomonique de la catatonie ou même de la démence précoce. Pour permettre à la stéréotypie de prendre naissance, il faut sans doute, dans certains cas, un délire plus ou moins systématisé, où les idées, fixées et stéréotypées, entraînent des actes automatiques et toujours identiques (Cahen); c'est à ce titre que nous retrouverons la stéréotypie dans la démence paranoïde. Mais ce qui est indispensable, même dans les cas de délire systématisé, c'est un affaiblissement intellectuel assez prononcé, un amoindrissement de la conscience et de la volonté suffisant pour ne pas empêcher la production des mouvements stéréotypés. *Stéréotypie signifie donc avant tout déficience psychique*, et ceci suffit à montrer sa valeur sémiologique dans la démence précoce en général et dans la catatonie en particulier.

Ainsi que nous l'avons déjà indiqué, les phases de

stupeur ou d'excitation, tantôt existent à l'état isolé, tantôt se succèdent et s'entremêlent.

La durée de ces périodes de stupeur ou d'excitation est toujours longue, elle varie de quelques mois à plusieurs années ; aussi le passage de cette période d'état à la démence terminale est-il habituellement assez difficile à saisir.

Ajoutons, avant de terminer ce tableau, que les cataloniques stupides ne sont guère moins dangereux que les excités, les uns et les autres réagissant, à la manière des hébéphréniques, contre leurs troubles sensoriels et leurs représentations mentales exagérées par des actes impulsifs qui les rendent très dangereux pour leur entourage.

IV. — DÉMENCE PARANOÏDE.

Définition. — **Délires paranoïaques, délires paranoïdes.** — Comme celle de démence catalonique, la dénomination de démence paranoïde demande quelques explications. Le mot *paranoïde* est un dérivé, un diminutif de celui de *paranoïa* qui, étymologiquement, ne veut pas dire autre chose que penser de travers (παρα, à côté ; νοειν, penser), mais qui, dans le langage psychiatrique, est entendu un peu différemment suivant les auteurs (1). Tantôt en effet on désigne sous le nom de *paranoïa* une constitution psychique spéciale dont les principaux caractères sont la méfiance, la suscepti-

______

(1) Pour l'exposé de la question de la paranoïa, consulter : Sé
GLAS, *La Paranoïa* (*Archiv. de neurologie*, 1887, n°s 36, 37 et
38). — KÉRAVAL, *Archiv. de neurologie*, 1894-95, n°s 94, 95, 96,
97, 98. — SÉGLAS, *Leçons cliniques sur les Maladies mentales*, 1895.

bilité, l'orgueil, etc. ; tantôt, au contraire, on réserve cette appellation aux délires systématisés (idées de persécution, idées de grandeur, idées hypocondriaques, etc.), qui viennent très souvent — mais non toujours — se greffer sur cette constitution, dont ils ne font qu'exagérer les anomalies fondamentales (Séglas).

Or, parmi ces délires, les uns, à développement très lent et à systématisation parfaite, persistent indéfiniment sans jamais aboutir à la démence. Les autres, au contraire, ont une évolution plus rapide, une organisation moins complète et se terminent au bout d'un temps plus ou moins long, quelquefois même relativement court, par une déchéance rapide de toutes les facultés. Les premiers ont une origine exclusivement intellectuelle (interprétations fausses et obsessions) et sont assez communément désignés en Allemagne sous le nom de *combinatorische formen* ou *délires paranoïaques* proprement dits ; les seconds exigent pour se développer — sinon pour prendre naissance — le concours de troubles sensoriels (illusions et hallucinations multiples) et forment un groupe spécial, les *phantastiche formen* ou *délires paranoïdes*.

Mais, d'après Kræpelin, ces délires paranoïdes, à systématisation plus ou moins imparfaite, correspondant à peu près aux faits décrits en France sous les noms de délire des persécutions, délire des grandeurs, délire hypocondriaque, délire chronique, etc., doivent être rapprochés des délires de même contenu, à systématisation nulle (délire polymorphe des dégénérés), et rattachés avec ceux-ci à la démence précoce, dont ils constitueraient la forme paranoïde.

Cette conception, qui élargit notablement le cadre

de la démence précoce, a été critiquée par quelques
auteurs, notamment par Séglas (1) et Sérieux (2), qui
estiment que les délires systématisés à base sensorielle
doivent être exclus de la démence paranoïde et qu'il
faut réserver cette dénomination aux malades à idées
délirantes complètement asystématiques.

Bien qu'elle soit un peu compréhensive, la doctrine
de Kræpelin nous semble devoir être admise intégrale-
ment, car ce sont précisément les délirants du premier
groupe, ceux que nous avons appelés paranoïdes, qui
donnent à cette forme de la démence précoce ses véritables caractères.

Sans nous arrêter davantage à cette divergence
d'opinions, nous résumerons cet exposé déjà trop long
en définissant la démence paranoïde « un affaiblissement
intellectuel de nature démentielle, se développant
rapidement et s'accompagnant parfois, pendant un
temps assez long, d'erreurs sensorielles et d'idées
délirantes variables, dépourvues de tout caractère
systématique » (Séglas), ou ne se systématisant qu'in-
complètement.

Délire égocentrique. — En s'en tenant aux termes
de cette définition, ce qui différencie la démence
paranoïde d'avec les autres formes de la démence
précoce, c'est la *persistance pendant des mois et des
années des idées délirantes*, qui, dans la catatonie et
l'hébéphrénie, sont au contraire éphémères, d'où le nom
de *forme délirante* que nous avons cru devoir lui
donner ; c'est aussi, au moins dans les cas de « phan-

---

(1) Séglas. — *La démence paranoïde* (*Ann. méd. psychologi-
ques*, 1900).

(2) Sérieux. — *La démence précoce* (*Gaz. hebd. de méd. et de
chir.*, 10 mars 1901).

tastiche formen », plus spécialement visés par Kræpelin, une *tendance plus ou moins accusée à la systématisation* de ces conceptions délirantes. Mais ce ne sont
pas là les seuls caractères distinctifs de la démence
paranoïde ; ce qui, à notre avis du moins, justifie la
création de cette troisième forme de démence précoce,
c'est le terrain spécial sur lequel elle se développe,
c'est la constitution psychique particulière qui lui
sert de base. Nous avons déjà dit que les principaux
attributs de cette *constitution paranoïenne*, si bien
mise en lumière par les auteurs italiens : Morselli
et Buccola (1), Amadei et Tonnini (2), Tanzi et Riva (3),
etc., étaient la méfiance, la susceptibilité, l'orgueil, etc.
Nous allons voir maintenant que les idées délirantes
le plus communément observées chez les déments paranoïdes ne sont que l'exagération de ces anomalies du
caractère.

Une de nos malades, qui avait toujours été jalouse de
ses frères et sœurs, ébauche à dix-sept ans un délire
de persécutions et de grandeurs manifestement débile :
deux femmes coiffées de bonnets alsaciens ont passé
sous sa fenêtre ; en même temps l'épicier d'en face s'est
retourné pour la regarder ; c'est un jeune homme portant des lunettes qui a envoyé les femmes aux bonnets
alsaciens pour la surveiller. Quelque temps après elle
entend des voix qui lui disent qu'elle sera comtesse,
qu'elle aura des chevaux, des voitures, etc. Au lieu
de s'organiser, ces idées délirantes disparaissent rapide-

(1) Morselli et Buccola. — Xe Congr. Assoc. med. ital., in
Modène, 1882.
(2) Amadéi et Tonnini. — IVe Congr. de la Soc. fren. ital., 1884.
(3) Tanzi et Riva. — La Paranoïa (Rivista sperim. di frenatr.,
1884, 1885, 1886 .

ment et font place à des troubles démentiels (variabilité de l'humeur, pleurs et rires non motivés et
simultanés, colères, emportements, gaspillage, etc.).

Une jeune femme de vingt-huit ans, divorcée, suscep-

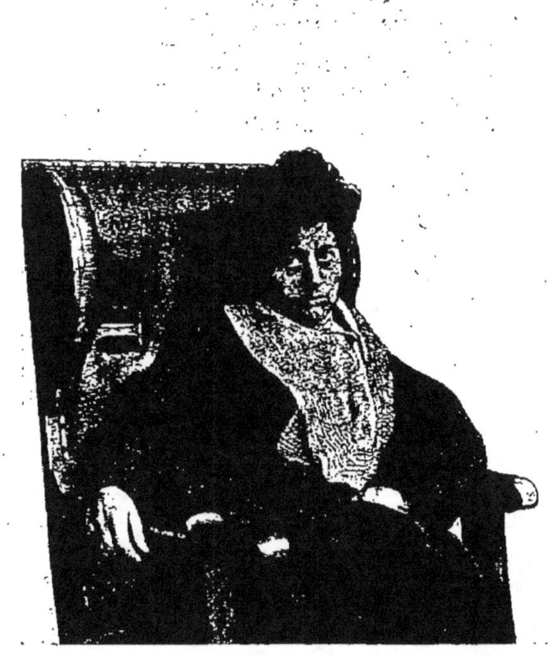

Fig. 9. — DÉMENCE PARANOÏDE. — Mey..., 29 ans, gouvernante.
Début à 27 ans par des idées de persécution, coexistant avec
des idées de grandeurs. Hallucinations de l'ouïe et troubles de
la sensibilité générale, faisant place au bout de quelques mois
à un état démentiel.

tible, vaniteuse, coquette, s'imagine être électrisée et
hypnotisée par un employé de la poste où elle va
chercher ses lettres; puis, presque immédiatement
après, elle commet toutes sortes d'extravagances, brise
des meubles, veut se jeter par la fenêtre, mais, aupara-

vant, elle va chercher une voisine pour ne pas mourir seule. Internée, l'état démentiel sous-jacent à son délire se traduit par le débraillé de sa tenue, les oripeaux dont elle s'affuble et l'inertie complète dans laquelle elle reste plongée (fig. 9).

Une autre de nos malades, jeune fille de vingt-sept ans, maîtresse de piano, qui toute sa vie s'est montrée autoritaire, hautaine, altière, dont le père, violent, emporté, a jeté, paraît-il, un commissaire de police par la fenêtre (en Pologne), se montre tour à tour persécutée, mégalomane et hypocondriaque, tente une systématisation de son délire, accuse un jeune homme d'écrire contre elle des articles dans les journaux, a des hallucinations très actives de l'ouïe et de la sensibilité générale, etc., puis, au bout de quatre années devient complètement démente, mais n'en persiste pas moins à ne vouloir se soumettre à aucune des exigences de la discipline hospitalière.

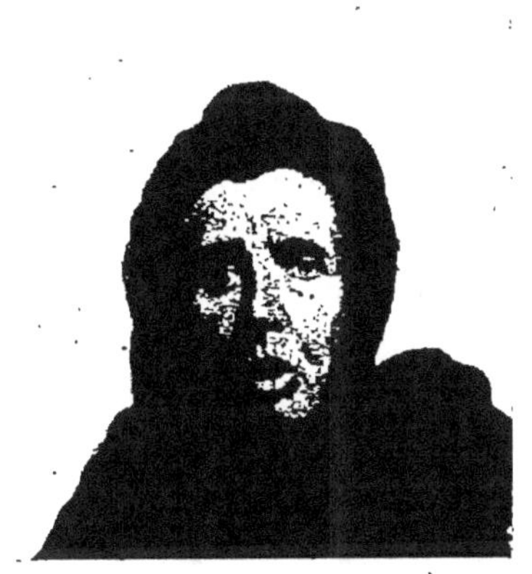

Fig. 10. — DÉMENCE PARANOÏDE. — S..., 35 ans, institutrice. Début à 27 ans par des idées de persécution avec interprétations fausses, hallucinations de l'ouïe et tendance à la systématisation. Susceptible, orgueilleuse, très violente. Démence complète depuis l'âge de 32 ans. Entre dans un accès de fureur à la moindre contrariété (la figure la représente dans un de ces accès).

Une jeune fille de vingt-deux ans qui pousse des cris toutes les nuits parce qu'on vient lui brûler le ventre et les jambes, explique ses douleurs en disant qu'elle accouche, qu'elle a déjà deux enfants qu'elle nourrit la nuit. Le jour elle reste calme, mais ne prend aucun soin d'elle, passe sans motif de la gaieté à la tristesse, reste indifférente aux soins qu'on lui donne, accable d'injures les personnes qui l'approchent, se montre grossière et brutale à l'égard de sa mère, etc.

La notion de la constitution paranoïenne, préexistante aux idées délirantes, permet également de comprendre un certain nombre de particularités spéciales aux paranoïdes, telles que la *conservation de la lucidité et de la mémoire*, c'est-à-dire la possibilité pour ces malades, aux premières phases de leur affection, de soutenir une conversation raisonnable sur un sujet autre que celui de leur délire ; le *sentiment exagéré de leur personnalité* (une de nos malades entre en fureur quand on orthographie d'une manière défectueuse son nom — du reste étranger — ou quand on l'appelle madame au lieu de mademoiselle) ; l'absence totale de sentiments affectifs, l'autophilie, l'*atrophie de l'instinct social*, la discordance entre les actes et les paroles, etc.

Troubles du langage. — Il existe encore une autre série de désordres qui, sans être spéciaux à la forme paranoïde de la démence précoce, n'atteignent pas cependant un développement aussi marqué dans les autres variétés de cette affection, il s'agit des troubles du langage parlé ou écrit. On aura une idée assez nette de ces troubles par la lettre suivante que nous empruntons à la thèse de Masselon et dans laquelle on trouve réunis non seulement la « salade de mots » de Forel, mais encore les néologismes et les mots forgés qui semblent avoir pour ces malades un attrait particulier :

La Ville-Evrard, le 26 décembre 1900,
Maison d'Éducation de la Légion d'honneur,
Neuilly-sur-Marne (Seine-et-Oise).

A mon estimable et très ordonné confrère et empereur d'Auguste,
l'Empereur Guillaume Wilhem, au château de Chelles-Gournay.

(Seine-et-Oise.)

Mon très cher communiquant.

J'ai l'honneur de vous adresser en suite des coormenilmegehlation unneresque que nous avons bien pu passer ensemble à l'ordre de la Tradition. Tout ce que le Tradigiellaire de l'espoir veut et peut nous émotionner de plus parfait comme de plus spirituel ami. La gloire de la résoudre ensemble et hors de quelles lois quelconques qu'il nous plaira de faire unnarhvenir composer ainsi artheniarser et parrergir sous les aspects composés de la forme et à l'ordre de nos sentiments intellectuels resuraneglides les plus endrametluables l'assurance de nos plus parfaites, comme de nos plus inaltérables sympathies.

A toi mes plus agréables espérances et mes vieux nobles sentiments réservés de toute la Joie que j'en espère pour être en ce jour proche réuni.

L'Empereur des Français,

Louis-Auguste Pic...   NAPOLÉON V.

A côté de cette lettre, nous reproduisons un autre spécimen épistolaire d'un de nos déments paranoïdes : il s'agit d'un malade, observé il y a quelques années par l'un de nous à Bicêtre, dont les écrits constituent un très remarquable exemple de stéréotypie : aussi pauvres intellectuellement qu'elles étaient correctes grammaticalement, toutes les lettres de ce malade se composaient invariablement d'un dialogue, d'un dessin explicatif et d'une dédicace.

Dialogue et dédicace exprimaient chaque fois les mêmes idées ; les phrases en étaient alignées de la même façon, soulignées aux mêmes endroits et ponctuées des mêmes signes cabalistiques, empruntés la plupart à la franc-maçonnerie. Toutes ces lettres étaient adressées à la même personne et leur enveloppe reproduisait la même suscription emblématique dont voici un échantillon (fig. 11) :

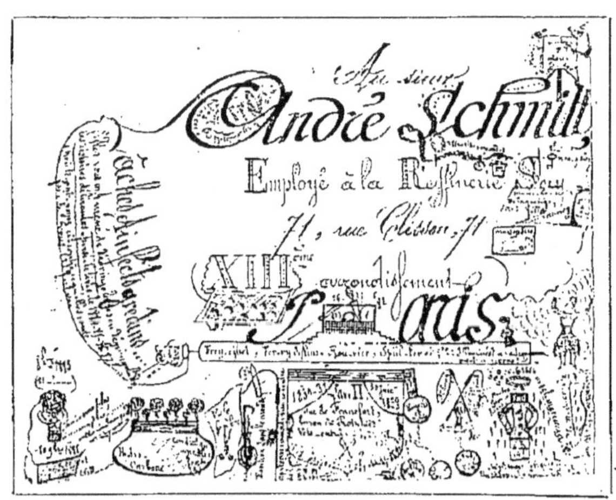

Fig. 11. — Enveloppe de lettre d'un dément paranoïde.

Ordinairement moins excités que les hébéphréniques, les paranoïdes ont cependant de temps à autre, le plus souvent en conformité avec la nature de leurs hallucinations, des colères extrêmement violentes et des impulsions subites qui les rendent aussi dangereux que ces derniers malades.

V. — EVOLUTION DE LA DÉMENCE PRÉCOCE.

Nous venons de décrire les trois grandes modalités cliniques de la démence précoce ; il nous reste à faire connaître son évolution, car c'est elle en réalité qui ponne à cette affection son véritable caractère et permet de l'élever au rang d'entité clinique. Les différents symptômes que nous avons envisagés jusqu'ici sont, il est à peine besoin de le dire, communs à beaucoup de psychoses et leur véritable signification ne peut être déduite que de leur groupement et de leur évolution.

La démence précoce comprend trois périodes :

I. Une période d'*invasion* ;

II. Une période d'*état* ;

III. Une période *terminale* (1).

I. Période d'invasion. — Elle est en général de courte durée, car, ainsi que nous l'avons fait remarquer, la précocité de la démence s'entend non seulement du jeune âge des sujets chez qui elle apparaît, mais aussi de la rapidité avec laquelle elle s'installe.

Toujours très brève, quand elle doit être suivie de la forme catatonique, la période d'invasion peut durer quelquefois plusieurs semaines ou plusieurs mois quand il s'agit des formes hébéphréniques ou paranoïdes.

Cette période est caractérisée à la fois par des troubles *psychiques* et par des troubles *physiques*.

1° TROUBLES PSYCHIQUES. — Parmi les premiers, il faut signaler :

a. Les *modifications du caractère* : le malade devient sombre, irritable, apathique ; il a des accès de pleurs et de rire sans motifs, des emportements, des colères, etc.

b. L'*engourdissement des facultés intellectuelles* : il

(1) Il n'y a pas lieu, selon nous, de décrire, comme l'a fait Christian, une période d'incubation, qui s'étendrait depuis la naissance jusqu'à l'apparition des premiers troubles mentaux, puisque, par définition, le dément précoce n'est pas un débile ou un arriéré congénital, mais un sujet qui, pendant toute son enfance, s'est montré tout à fait normal au point de vue intellectuel.

se montre incapable de travailler, de suivre un raisonnement, de fixer son attention, mais conserve néanmoins une mémoire relative et ne présente en général ni confusion, ni désorientation.

c. L'altération des sentiments affectifs et moraux : indifférent et insensible à tout ce qui l'intéressait auparavant, il néglige ses parents et ses relations habituelles, perd le sentiment des convenances, etc.

En résumé, dès le début de la maladie, les trois grandes facultés psychiques sont atteintes : l'apathie émotive révèle les troubles de la *sensibilité*, qui sont souvent les premiers en date ; l'affaiblissement de l'*intelligence* se reconnaît à la perte plus ou moins complète de la faculté d'attention ; enfin l'extrême variabilité de l'humeur traduit les troubles du domaine de l'*activité*. Cet ensemble symptomatique apparaît comme une exagération, une hypertrophie pathologique des troubles psychiques quasi normaux qui accompagnent souvent l'éclosion de la puberté.

2° TROUBLES PHYSIQUES. — Les *troubles physiques* de cette période d'invasion sont assez mal caractérisés; nous citerons seulement, parmi les plus fréquents, la céphalalgie, l'insomnie, l'anorexie, la constipation, l'amaigrissement, etc. Retenons aussi l'existence de poussées fébriles éphémères qui passent facilement inaperçues, mais que nous avons constatées chez quelques-uns de nos malades.

II. Période d'état. — 1° TROUBLES PSYCHIQUES. — Assez rapidement les troubles psychiques du début s'accentuent et se groupent de façon à constituer l'une ou l'autre des trois formes cliniques de la maladie : nous nous bornerons à rappeler ici les principaux caractères de chacune d'elles :

A. *Forme hébéphrénique ou maniaque*. — Les malades commencent à divaguer : leurs *conceptions délirantes* sont mobiles, absurdes, contradictoires et polymorphes ; ce sont des idées de persécution ou de grandeur, des idées hypocondriaques, ou bien encore des idées érotiques ou mystiques ; ces idées se mêlent sans ordre et n'ont aucun lien entre elles. Presque toujours des *désordres sensoriels*, surtout des hallucinations de la vue et de l'ouïe accompagnent ces conceptions délirantes, auxquelles s'ajoutent bientôt de la désorientation et de la confusion mentale.

Le *langage* de ces malades devient très rapidement incohérent et déclamatoire (néologismes, mots étrangers, conservation d'une forme correcte contrastant avec l'absurdité du fond). Leurs allures, leur attitude sont empreintes de cette même note théâtrale.

La réunion de ces symptômes compose un tableau qui rappelle celui de l'*excitation maniaque*. Les hébéphréniques en effet sont presque continuellement excités : ils déclament une grande partie du jour et de la nuit, ne peuvent pas tenir en place, quittent leurs vêtements, se montrent complètement nus, etc.

C'est également à cette période de l'hébéphrénie que l'on observe les impulsions et les fugues sur lesquelles nous avons déjà appelé l'attention.

B. *Forme catatonique ou stupide*. — Ici c'est la dépression qui domine : le malade reste apathique, plongé dans une torpeur dont il est impossible de le faire sortir et demeure insensible à toutes les excitations extérieures. Des crises d'agitation peuvent bien remplacer de temps en temps cet état de stupeur, mais elles n'ont jamais un caractère aussi violent que dans l'hébéphrénie : ces crises d'*excitation catatonique* sont remarquables surtout par l'apparition de tendances impulsives, par de la verbigération, par la répétition incessante de mouvements stéréotypés, etc.

Trois grands symptômes caractérisent la démence catatonique :

Le *négativisme* ou folie d'opposition, tendance permanente et instinctive à se raidir contre toute sollicitation extérieure : contraction antagoniste opposée aux mouvements passifs, refus de marcher, de se lever, de se nourrir (sitiophobie); mutisme, rétention volontaire des urines, des matières, de la salive, etc.

La *suggestibilité*, tendance permanente et instinctive à adopter toute sollicitation extérieure : conservation des attitudes passives, attitudes catatoniques semblables aux états cataleptiformes, docilité extrême, *écholalie*, *échomimie* ou *échopraxie*, etc.

La *stéréotypie*, durée anormale des impulsions motrices : stéréotypies *akynétiques* ou des attitudes (immobilité persistante, attitudes professionnelles, théâtrales ou cabalistiques); stéréotypies *parakinétiques* ou des mouvements et actes (gestes rythmés et automatiques, grimaces, bouche en groin, grincement des dents, onanisme, démarche en cercle, en carré, etc.); *verbigération* ou stéréotypie du langage parlé et écrit (répétition monotone des mêmes mots, formules, dessins, emblèmes, etc.).

C. ***Forme paranoïde ou délirante***. — On retrouve ici le délire polymorphe avec des caractères semblables à ceux que nous avons constatés chez les hébéphréniques : il est mobile, absurde et contradictoire. Mais les conceptions délirantes sont presque toujours des idées de persécution ou de grandeur, tenant à la constitution psychique antérieure et congénitale du paranoïde (constitution paranoïenne : exagération de la personnalité, autophilie, *délire égocentrique*). En outre ces conceptions délirantes s'accompagnent habituellement de *troubles sensoriels* : illusions et hallucinations de l'ouïe, de la vue et surtout de la sensibilité générale. Enfin elles peuvent persister pendant des mois ou des années, avec conservation d'une certaine *lucidité* (absence de désorientation et de confusion) et offrent souvent une tendance plus ou moins marquée à la systématisation.

Comme les hébéphréniques et les cataloniques, les paranoïdes peuvent présenter des crises d'excitation caractérisées par des colères extrêmement violentes, des accès de fureur et des impulsions.

En outre des troubles habituels au langage de tous les déments précoces, on remarque dans les paroles et les écrits des paranoïdes une exagération de la personnalité, une redondance, un abus des formules cérémonieuses, tous caractères qui leur sont particuliers et ne font que refléter ceux de leur délire égocentrique.

2° Troubles physiques. — Au cours de la description des trois grandes formes de la démence précoce, nous n'avons guère parlé des signes physiques. C'est qu'en effet ils sont tout à fait au second plan et ne présentent rien de spécial à la démence précoce, sinon peut-être la fréquence avec laquelle on les y observe. Il est donc impossible, actuellement du moins, d'établir le diagnostic sur la constatation de quelque signe organique pathognomonique, tel que ceux qu'on rencontre dans la paralysie générale ; et c'est ce qui explique que cette affection, uniquement caractérisée par l'évolution de certains troubles psychiques spéciaux, ait été si longtemps méconnue, en l'absence d'un critérium somatique indiscutable.

Les *troubles moteurs* de la démence précoce, en dehors de la flexibilité cireuse des muscles de certains catatoniques et du fractionnement des mouvements des déprimés et abouliques, sont très variables et inconstants : attaques convulsives, troubles pupillaires (myosis, mydriase, inégalité), exagération de la réflectivité, etc.

Les *troubles de la sensibilité subjective* (céphalalgie occipitale localisée, névralgies faciales, vertiges) et de la *sensibilité objective* (analgésie plus ou moins complète, apparente ou réelle, zones d'hyperesthésie) doivent être le plus souvent rapportés à l'hystérie sous-jacente, dont Séglas et Chaslin ont retrouvé la note particulière dans la production des signes catatoniques proprement dits : attaques convulsives, contractures, mouvements choréiformes, hyperexcitabilité neuro-musculaire, plasticité musculaire à l'état de veille, etc.

Peut-être y aurait-il lieu d'accorder plus d'importance aux troubles sécrétoires et vaso-moteurs : le *refroidissement* ou l'*œdème des extrémités*, l'*hypothermie locale* (inégalité entre les deux moitiés du corps), la *sialorrhée*, la *fréquence du pouls* (Mairet) sont des phénomènes observés avec une assez grande fréquence dans la démence précoce.

La *stéréo-dermographie* a été signalée chez les catatoniques (Séglas), et nous-mêmes avons constaté le dermographisme simple chez la plupart de nos malades.

Il ne faut pas tenir grand compte des *troubles de la menstruation*, en rapport probable avec la chloro-anémie, fréquemment associée à la démence précoce des jeunes filles. Mais les *poussées fébriles éphémères*, avec élévation de la température centrale ne durant que quelques heures, nous ont paru, malgré l'observation minutieuse que réclame leur constatation, présenter un certain intérêt diagnostique.

Enfin, Dide et Chesnais (1) ont cherché à établir une formule urinaire qui serait spéciale à la démence catatonique : oligurie, augmentation de la densité, hypoazoturie, augmentation des chlorures, etc.

Quant aux signes dégénératifs physiques : malformations craniennes, difformités des membres, etc., ils se rencontrent dans la démence précoce, mais non pas avec une fréquence supérieure à la moyenne ; jamais non plus ils ne sont aussi accentués que chez les débiles congénitaux.

III. Période terminale. — 1° TROUBLES PSYCHIQUES. — Chez tous les malades, la démence existe dès le premier jour et nous avons montré qu'elle dominait les troubles du domaine moral aussi bien que ceux de la sphère intellectuelle ou de l'activité volontaire. Mais cette démence, à peine sensible au début et difficile à retrouver sous les différentes manifestations délirantes primitives, atteint bientôt un degré tel qu'il lui est impossible de rétrocéder. C'est ce moment, à partir duquel la marche progressive de l'affection est arrêtée et où l'on croit toute rémission impossible, qui marque le début de la période terminale ou de démence confirmée.

Mais le ralentissement progressif de l'activité cérébrale peut aboutir à cet état d'immobilité définitive en laissant un déficit psychique plus ou moins marqué ; et l'on aura ainsi toute une gamme de déchéance intellectuelle, depuis la simple débilité ou imbécillité acquise jusqu'à la démence la plus profonde.

(1) DIDE et CHESNAIS. — *Société de neurologie,* juin 1902.

Quel que soit le degré de cette faiblesse psychique, trois grands faits dominent l'état mental de ces sujets : c'est d'abord une *extrême lenteur des processus psychiques*, et Masselon, dans sa thèse, a bien montré les troubles primaires de la faculté d'attention et l'allongement des temps de réaction chez tous les déments précoces. C'est ensuite un *effacement progressif des souvenirs* : alors que nous avons vu la mémoire être conservée pendant assez longtemps à la période d'état de la démence précoce, on constate à cette phase terminale que toutes les notions nouvellement acquises et mal assimilées se dissocient et disparaissent, et que, dans ce naufrage des images, seules subsistent quelques vestiges de l'éducation antérieure. Enfin le troisième caractère psychologique de ces déments confirmés, c'est l'*affaiblissement notable de la synthèse mentale* : les idées délirantes, qui jusque-là masquaient plus ou moins la faiblesse intellectuelle se dissocient de plus en plus et s'effacent ; dans tous les cas, le délire n'existe plus qu'à l'état fragmentaire et, s'il revient dans la conversation, c'est d'une manière tout à fait machinale et automatique ; il faut provoquer son apparition par un interrogatoire sans lequel il ne se découvre pas. Mais, en l'absence du délire, l'apathie intellectuelle définitive et incurable apparaît encore plus manifeste.

L'habitus et l'aspect extérieur de ces malades montrent les signes de chronicité et les signes démentiels qu'on rencontre dans tous les états de déchéance intellectuelle confirmée : ils n'ont aucun soin de leur personne et ne gardent dans leur attitude aucune trace de leur éducation première : ils se roulent à terre, prennent plaisir à se mettre nus, à déchirer leurs

vêtements ou même à se barbouiller la figure avec
leurs excréments. Le collectionisme est le signe de
chronicité par excellence et les déments ont leurs
poches pleines de cailloux, de papiers, de feuilles ou
d'autres objets sans valeur ; d'autres se décorent avec
des chiffons d'étoffe voyante, se couvrent la tête de
coiffures ridicules, ou se composent quelque costume
grotesque. En cet état de démence profonde, on voit se
produire de fortes fluctuations dans l'équilibre mental :
tantôt le malade, avec sa tenue débraillée, gesticulant
et grimaçant, présente le tableau complet de la *démence
maniaque* ; tantôt immobile et inerte sur sa chaise, il
se confond avec les autres malades plongés dans la
démence apathique. Il n'y a là, en effet, rien qui soit
spécial à la démence précoce et l'on peut dire que
toutes les démences arrivées à un tel degré se ressem-
blent (fig. 4 et 10).

Pourtant quelques caractères sont particuliers à
l'affection que nous étudions. Tout d'abord, l'*indifférence émotionnelle* dont nous avons déjà noté la précocité, en particulier dans la forme hébéphrénique, se
retrouve à la période terminale de démence confirmée :
étrangers à tout ce qui se passe autour d'eux, ils restent
insensibles aux soins qu'on leur donne ; tantôt ils se
montrent affables envers leurs parents, tantôt ils les
accablent d'injures. La pudeur, le dégoût, l'ennui leur
sont inconnus ; ils sont indifférents à eux-mêmes
comme à tout ce qui les entoure et restent rebelles à
toutes les exhortations, ils ne savent rien des faits au
milieu desquels ils vivent et ne cherchent pas à les connaître : inconscients du temps écoulé depuis la sépara-
tion de leur famille, qu'ils raccourcissent le plus souvent, ils ne se demandent pas pourquoi ils sont à l'hôpi-

tal, ne souffrent pas de leur internement et ne réclament pas leur sortie ; ils ignorent le nom du médecin ou des infirmiers qui les soignent; c'est à peine s'ils sont capables de donner leur propre nom. A ce moment, ils sont tout à fait désorientés ; quant à la mémoire, nous avons déjà dit que le malade avait perdu le souvenir de toute son existence antérieure. Leur humeur varie à tout instant : d'une minute à l'autre, ils passent de la tristesse la plus profonde à la gaieté la plus niaise. On les voit apathiques, hébétés, écouter, en souriant béatement et sans comprendre, les paroles qu'on leur adresse ; puis, brusquement, devenir emportés, colères et présenter de véritables accès de fureur.

Mais ce qui surtout permettra, dans certains cas, de distinguer le dément précoce, ce sera la persistance à cette période terminale de certains signes cataloniques sous forme d'ébauche plus ou moins accusée de négativisme, de suggestibilité ou de stéréotypie. Les malades contractent des habitudes et des tics bizarres, marmottent sans cesse à voix basse ; les uns grimacent, tiraillent leur barbe, s'épilent les cheveux ; d'autres s'écorchent la figure, etc. Ces actes baroques et répétés sans motifs représentent la tendance à la *stéréotypie*, comme les soliloques et néologismes représentent la *verbigération* catalonique. De même, l'*écholalie*, l'*écho-mimie* marquent assez souvent la profonde obnubilation intellectuelle qui permet à certains mots, à certains gestes d'être reproduits d'une manière automatique et illogique (fig. 11).

2° TROUBLES PHYSIQUES. — A cette période terminale, les *signes physiques* ne sont guère plus importants que ceux de la période d'état. Le *gâtisme* est très fréquent

chez les déments profonds et certains cherchent à en
donner d'absurdes explications, comme cette malade qui
gâtait, parce que, disait-elle, elle avait entendu des
voix qui le lui commandaient. Mais les troubles des
sphincters n'ont rien de particulier à la démence précoce
et ne sont que la conséquence d'un état d'obtusion de la
conscience, ne permettant plus une perception suffisante
des besoins organiques. En revanche, un signe somatique plus important, tant au point de vue du diagnostic qu'au point de vue du pronostic, consiste dans les
variations de poids du corps : *amaigrissements et
engraissements rapides.* Lorsqu'on voit un malade
présenter de l'embonpoint, sans amélioration parallèle
des signes psychiques, c'est un signe de chronicité et
d'incurabilité, qui précisément marque le début de
l'immobilité psychique définitive de la période terminale.

Mais les signes physiques et les troubles mentaux
de cette période terminale ne se présentent pas avec
une allure suffisamment caractéristique pour permettre
de poser un diagnostic ferme, en l'absence de tout
renseignement sur la période d'invasion ou la période
d'état.

Marche. — Cette évolution de la démence précoce
en trois périodes peut se faire de plusieurs manières :
tantôt la marche vers la démence terminale a lieu d'une
manière progressive et subaiguë, sans épisodes cri-
tiques, comme dans certains cas de catatonie ; — tantôt,
après une période d'invasion assez prolongée,
comme dans les formes hébéphrénique ou paranoïde,
on voit tout à coup la marche s'accélérer et l'affection
aboutir après un seul épisode aigu, à la déchéance
intellectuelle définitive ; — enfin, il arrive qu'à travers

de nombreux épisodes aigus, la démence précoce suit une marche très lentement progressive.

Quelquefois aussi on observe de véritables temps d'arrêt, pendant lesquels la maladie reste stationnaire ou semble même rétrograder, de sorte que ces *rémissions* peuvent en imposer pour des guérisons. Des malades internés ont pu recommencer à vivre de la vie commune ; mais le plus souvent ils sont devenus incapables de travailler sérieusement : ils recommencent vingt fois le même ouvrage, oublient ce qu'ils ont à faire et, au bout d'un temps variable, retombent dans une nouvelle crise d'excitation, ou de stupeur dont ils sortent encore plus amoindris que de la précédente. Ces rémissions sont importantes à connaître : le médecin semble mal venu qui maintient son pronostic fâcheux, malgré la disparition des bruyants symptômes délirants ; mais on peut constater, au milieu de ces trompeuses accalmies, la persistance de l'amoindrissement intellectuel et de certains troubles de l'humeur (irascibilité) ; et bientôt une nouvelle bouffée délirante vient tristement justifier toutes les réserves.

Durée. — La durée de la démence précoce varie naturellement suivant que l'affection revêt l'une ou l'autre des allures que nous venons d'indiquer (évolution chronique ou subaiguë, épisodes aigus), c'est-à-dire que le malade parviendra à la troisième période d'arrêt psychique définitif après un temps plus ou moins long (six mois, un an, deux ans ou davantage). C'est la démence hébéphrénique qui a d'ordinaire l'évolution la plus courte ; puis viendrait la catatonie ; enfin la forme paranoïde est celle dans laquelle les malades atteignent le plus lentement l'état de démence confirmée et définitive.

Quant à la durée totale de la démence précoce, elle est excessivement longue et embrasse pour ainsi dire toute la vie des individus qu'elle a frappés ; et cette longue survie est certainement la principale raison pour laquelle son existence en tant qu'entité morbide est restée méconnue jusqu'à ces dernières années.

TERMINAISON. — La terminaison est la démence définitive dans l'immense majorité des cas (90 p. 100 environ). Mais le degré de cette démence définitive est très variable : à côté de la démence torpide, apathique ou agitée dont nous avons tracé le tableau, certains malades demeurent indéfiniment à un stade faible d'imbécillité permettant leur emploi dans les asiles à de simples besognes journalières ou à de certaines occupations domestiques, qu'ils accomplissent assez exactement, d'une manière automatique, et par une sorte d'activité stéréotypée. Ou bien, si la situation sociale de leur famille permet de les conserver à domicile, ces déments précoces, simples débiles, mais non congénitalement, deviennent quelqu'un de ces personnages effacés, entrevus dans le monde, qu'ils traversent étonnés, sans prendre part à la vie sociale.

Mais c'est la démence confirmée, et non cette démence légère et mitigée, qui est l'aboutissant habituel de l'affection.

Si tel est l'avenir intellectuel des déments précoces, en revanche, leur avenir au point de vue de la santé physique n'est guère assombri : ils peuvent atteindre un âge avancé, après avoir vécu pendant de longues années une vie uniquement végétative. Pourtant on a signalé chez eux la fréquence de la tuberculose pulmonaire : chez les catatoniques avec stupeur, on a tenté d'expliquer la localisation au poumon de la tuberculose par la respiration incomplète d'un poumon, soumis à une gymnastique insuffisante.

VI. — DIAGNOSTIC.

Tous les troubles mentaux qui apparaissent chez des sujets jeunes, jusqu'alors normaux, doivent faire penser à la démence précoce. Mais, comme l'ont fait remarquer Ziehen, Marro, J. Voisin, Ballet, etc., au Congrès international de 1900 (1), toutes les psychoses peuvent se rencontrer à l'époque de l'adolescence et se contentent d'emprunter quelques caractères, telle la prédominance des troubles affectifs à la mentalité spéciale de la puberté. Il ne faudra donc pas exclusivement s'appuyer sur l'âge des malades pour poser le diagnostic et l'on devra se souvenir que la démence précoce n'est pas la seule psychose précoce.

On recherchera plutôt les éléments du diagnostic dans les antécédents personnels du malade, dans le mode d'apparition des symptômes, dans la nature même du délire qui est mal défini, flottant, et présente un caractère démentiel qui va en s'accentuant. Surtout les troubles graves de la sphère morale, les signes catatoniques proprement dits (négativisme, suggestibilité, stéréotypie), même sous leur forme fruste, enfin l'arrêt psychique, toujours appréciable, constitueront les principaux facteurs du diagnostic, qui doit être envisagé aux trois périodes de la maladie.

I. **Période d'invasion.** — Les symptômes cardinaux

(1) *Comptes rendus du XIIIe Congrès international de médecine (Paris, 1900). Section de psychiatrie. Rapports et discussions sur les psychoses de la puberté.*

faisant souvent défaut au début, on devra s'adresser à d'autres caractères, souvent assez difficiles à apprécier.

Nous avons déjà appelé l'attention sur la ressemblance qui existe entre certaines formes d'hébéphrénie commençante et les *troubles mentaux physiologiques de la puberté*. En voici un exemple : une jeune fille de seize ans, à la suite d'un séjour de plusieurs mois à l'hôpital, revint chez elle triste, abattue, découragée ; elle écrivit plusieurs lettres bizarres et parlait volontiers de mourir. La conservation des sentiments affectifs, une certaine conscience du changement survenu en elle et surtout la notion de l'ébranlement moral éprouvé par cette jeune fille, du fait de sa transplantation dans un autre milieu, nous fit écarter le diagnostic de démence précoce. L'événement nous a donné raison car, après un séjour de quelques mois à la campagne, elle était complètement rétablie.

Des considérations analogues à celles qui nous servirent en l'espèce permettront dans des cas semblables d'écarter le redoutable diagnostic de démence précoce ; s'il y a doute, l'évolution favorable des accidents dissipera promptement les craintes et les réserves indispensables au début.

Les changements d'humeur, l'apathie, la fatigue intellectuelle, l'inaptitude au travail, la céphalée qui marquent souvent le début de la démence précoce pourraient être confondus avec certaines formes de *neurasthénie*. Mais le neurasthénique atteint d'hypocondrie intellectuelle se présente d'une manière bien différente : chez lui, la conscience de l'état morbide est complète, sinon même exagérée ; avec force détails, il rend compte de ce qu'il éprouve, en accordant de l'importance au moindre symptôme. Même lorsqu'il y a inaptitude réelle à tout travail intellectuel, les facultés existent toujours en puissance et sont simplement et momentanément inhibées. Le neurasthénique, même très déprimé, est le plus souvent susceptible d'efforts pour se relever; enfin il présente une série de stigmates, aujourd'hui bien connus, qui font complètement défaut chez le dément précoce.

Une erreur non moins fréquente consiste à rattacher à l'*hystérie* sous des appellations diverses (folie névrosique, hystéricisme, manie hystérique, etc.), les premières manifestations de la démence précoce, en vertu de cette tendance qui fait rapporter à l'hystérie les accidents qui, chez une jeune fille, sortent de l'ordinaire ou que l'on ne sait pas expliquer. Cette erreur est d'autant plus facile à commettre qu'il y a assez souvent association des deux maladies. L'absence des stigmates habituels de la névrose, la permanence des troubles affectifs et surtout la constatation des signes non équivoques d'un affaiblissement des facultés devront faire pencher la balance en faveur de la démence précoce. Et, même dans le cas d'association morbide, il nous paraît qu'il y a une importance capitale, au point de vue du pronostic, à tenir compte de la qualité démentielle des troubles mentaux plus encore que du terrain hystérique sur lequel ils se sont développés.

II. **Période d'état.** — A cette période, on devra faire le diagnostic avec des maladies différentes, suivant la forme clinique affectée par les troubles mentaux.

A. *Forme hébéphrénique ou maniaque.* — La variabilité de l'humeur, une agitation presque incessante, la disparition des sentiments affectifs, l'absurdité des idées délirantes et des actes, tels sont les prin-

-cipaux phénomènes qui, appuyés sur la connaissance des antécédents, pourront servir de guide pour distinguer la démence hébéphrénique.

Le diagnostic de l'hébéphrénie devra se faire avec tous les états maniaques, en particulier avec les phases d'excitation de la *Paralysie générale progressive* : au point de vue psychique, en effet, les deux affections sont absolument superposables, puisque toutes deux sont démentielles d'emblée. Pourtant la disparition des sentiments affectifs est presque pathognomonique de la démence précoce, où la mémoire est peu et tardivement lésée ; les troubles de la mémoire et de l'intelligence proprement dite prédominent au contraire chez le dément paralytique qui garde d'autre part de profondes réactions émotives : on le voit tour à tour anxieux, déprimé, ou le visage rayonnant d'une joie exubérante ; la physionomie du dément précoce reste d'ordinaire éternellement indifférente et sans vie. Ces nuances dans les troubles psychiques seront souvent difficiles à apprécier ; d'autres éléments d'information interviennent heureusement. Nous ne voulons pas parler de la preuve qu'on peut obtenir d'accidents syphilitiques héréditaires ou personnels ; on ne devra pas lui accorder une trop grande valeur et ce n'est pas là un argument définitif contre la démence précoce. Mais on tiendra compte dans une certaine mesure de l'âge du sujet, la paralysie générale étant surtout une maladie de la période moyenne de la vie et la démence précoce une affection de l'adolescence. Avant tout, ce seront les signes physiques qui établiront le diagnostic : nous avons vu que, dans la démence précoce, ils sont inconstants, variables ou manquent presque totalement. Dans la paralysie générale, au contraire, l'affaiblissement musculaire, le tremblement fibrillaire des muscles du visage et de la langue, l'embarras de la parole, l'inégalité et la déformation de la pupille, le signe d'Argyll-Robertson, etc., tiennent la première place dans le tableau clinique. Là où il n'y a pas de signes physiques, il n'y a pas de paralysie générale (Joffroy). Dans les cas douteux, on pourra s'adresser à la ponction lombaire : on sait en effet que, dans le liquide céphalo-rachidien des déments précoces, le nombre des éléments figurés n'est pas augmenté (Dupré, Séglas, Nageotte (1), etc.), tandis que dans celui des paralytiques généraux, il est considérablement accru.

Ce n'est pas seulement avec l'agitation du paralytique général qu'on pourra confondre l'excitation hébéphrénique, mais encore avec tous les états similaires, tels que ceux qui peuvent se rencontrer au cours des psychoses post-infectieuses ou chez les périodiques.

Mais dans le stade maniaque de la *folie périodique*, il y a une lucidité excessive, une mémoire extralucide, des saillies et des traits d'esprit, bref une suractivité de toutes les facultés, tenant à une association des idées trop rapides et qu'exprime bien la mobilité extrême des traits du visage ; tous caractères qui contrastent avec ceux des déments précoces. Dans l'intervalle de leurs accès d'excitation ou de dépression, on observe chez les intermittents ou circulaires un retour complet à la santé ; tandis que dans les rémissions des déments précoces il persiste toujours un affaiblissement intellectuel plus ou moins considérable.

L'excitation des psychoses post-infectieuses se dis-

____

(1) *Bull. de la Soc. méd. des Hôp.*, 7 juin 1901.

tingue également par quelques caractères spéciaux des
crises aiguës de la démence précoce; dans la *confu
sion mentale*, il y a bien aussi des actes incohérents
et quelques idées délirantes multiples et mobiles, en
raison de l'obnubilation intellectuelle. Mais le confus
est dans un véritable état de rêve : il doute de son
délire, interroge sur sa situation avec un ton de voix
indécis et étonné, n'émet que des réponses hésitantes
et inachevées. Tout autre est le dément précoce qui
demeure, au moins au début, orienté dans le temps et
dans l'espace et affirme son délire par un verbiage
emphatique et incohérent. Celui-ci exprime sa niaiserie
par sa physionomie indifférente et béate ; celui-là montre un visage distrait, égaré, ahuri. Enfin chez le confus,
on trouve habituellement quelques signes physiques :
l'état saburral des voies digestives, la fièvre, les modifications du chimisme urinaire, l'amaigrissement, etc.,
indiquent une atteinte de l'état général qui contraste
avec l'embonpoint et la bonne santé physique du
dément précoce.

Si le délire hébéphrénique ou paranoïde n'est pas un
délire de confusion, il n'est pas non plus un véritable
délire hallucinatoire, comparable à celui des intoxications (alcoolisme, etc.), ou à celui de la *psychose
hallucinatoire aiguë* (Farnarier) (1). Dans ces états,
sans parler des signes physiques existants, assez analogues à ceux de la confusion mentale, ce sont
véritablement les hallucinations qui dominent la scène ;
elles sont multiples et incessamment changeantes, elles
provoquent, dirigent les conceptions délirantes et la
confusion des idées. Chez le dément précoce, au con-

(1) Farnarier, Thèse, Paris, 1899.

traire, le délire n'est pas le simple reflet des hallucinations; il préexiste et celles-ci ne font que l'accompagner d'une manière variable et inconstante.

D'ailleurs tous ces états aigus (confusion mentale, délire hallucinatoire, paranoïa aiguë), et plusieurs autres qui s'en rapprochent pourraient être réunis en un même groupe des *démences aiguës*, à opposer au groupe des *démences chroniques* primaires (précoce, paralytique, sénile) ou secondaires (vésanique, épileptique, alcoolique, apoplectique, etc.). Il s'agit là en somme d'un même processus démentiel différant surtout par son mode d'évolution.

Le polymorphisme du début et la variabilité de l'évolution pourront encore faire confondre l'hébéphrénie avec un grand nombre d'affections mentales qu'on ne peut prétendre passer ici en revue. Pourtant il est un point sur lequel nous désirons insister, en raison de son importance pratique, à savoir le diagnostic des *fugues hébéphréniques* : elles ont été confondues jusqu'ici avec les faits décrits sous le nom de *dromomanie* (Régis) ou fugues des dégénérés, des psychasthéniques.

On distingue généralement trois grandes variétés de fugues: les épileptiques, les hystériques et les psychasthéniques. La *fugue épileptique* se reconnaîtra facilement par des caractères bien tranchés, qui sont ceux de tous les équivalents épileptiques: il s'agira d'une impulsion irrésistible et inconsciente, absurde, violente, sans coordination intelligente des actes et le plus souvent de courte durée ; dans certains cas, le diagnostic sera facilité encore par ce fait que la fugue aura été précédée ou suivie par un rudiment d'accès épileptique.

Dans la *fugue hystérique*, on retrouve bien la même impulsion irrésistible, rappelant celle des autres actes déterminés par suggestion (somnambulisme hystérique); mais l'intelligence avec laquelle ces actes sont accomplis, d'un bout à l'autre et pendant un temps quelquefois assez long, les différencie nettement de l'incohérence épileptique. Il s'y ajoute consécutivement, comme pour le mal comitial, une amnésie totale et complète portant sur toute la durée de la fugue hystérique, avec cette réserve toutefois que le sujet peut, dans certains cas, retrouver le souvenir dans le sommeil hypnotique.

Dans la *dromomanie*, ou fugue des psychasthéniques, on retrouve les caractères communs à toutes les obsessions ou impulsions (syndromes épisodiques) des dégénérés : l'irrésistibilité, la conscience de l'acte, la satisfaction qui suit son accomplissement. Il y a ici la même irrésistibilité que dans l'épilepsie, la même combinaison intelligente des actes que dans l'hystérie, mais la fugue des dégénérés se distingue de l'une et de l'autre par l'*absence d'amnésie consécutive* : le malade raconte lui-même les diverses péripéties de son voyage (Raymond) (1).

Cette conscience et ce souvenir persistant des actes accomplis par impulsion existent également dans la fugue hébéphrénique, et c'est pourquoi on l'a jusqu'ici confondue avec les fugues des dégénérés. Pourtant il nous semble qu'elle mérite d'en être distinguée ; et nous avons eu occasion d'observer une fugue hébéphrénique qui était véritablement autre chose qu'un simple syndrome épisodique de dégénérescence.

(1) RAYMOND. *Clin. de la Salpêtrière*, tome I, p. 592.

Un jeune soldat de vingt-trois ans, sans tares héréditaires, intelligent jusqu'alors, bon soldat d'ailleurs et
n'ayant pas encouru de punitions, sort un soir de la
caserne ; en tenue de sortie, il gagne la gare et, sans
trop savoir où il va, prend un billet de chemin de fer.
Il part en Suisse, y reste plusieurs semaines, puis ren-
tre en France et réintègre de lui-même la caserne. En
moins d'une année, deux nouvelles fugues sont accomplies dans les mêmes conditions ; mais la durée en est
moins longue, les parents chez qui le malade s'était
rendu ayant pris soin de le ramener à son corps. Après
la troisième de ces escapades, apparaissent des idées
de grandeur absurdes et incohérentes : il se croit le com-
mandant de l'armée de Madagascar, va s'embarquer
le lendemain ; sa voiture et ses chevaux l'attendent à
la porte, etc. A ce moment, le déficit intellectuel très
accusé se traduit par un visage niais et ahuri, de la confusion mentale et des troubles de la mémoire, et nécessite la réforme de ce soldat, longtemps jugé respon-
sable, sinon même simulateur.

Sans insister sur l'ébauche de stéréotypie qu'on note
dans la répétition monotone de ces trois fugues non
motivées, et accomplies dans des circonstances semblables, il nous semble pouvoir relever quelques traits
qui les distinguent des simples fugues des dégénérés.
D'abord, il n'y a pas à proprement parler *irrésistibilité*,
ni par conséquent satisfaction à la suite de l'accomplissement de l'acte : notre malade se promène, passe
devant la gare et, sans avoir prémédité son départ, sans
trop savoir ce qu'il fait, ni où il va aller, il prend un billet.
Chez lui, l'acte a bien été conscient et le souvenir en
est gardé ; mais il y a plutôt sub-conscience que
conscience réelle et, quant à la mémoire, elle est

assurément conservée, mais d'une manière assez défectueuse pour ne pas permettre au malade d'entrer dans
les détails, ni de citer, par exemple, les localités où il
s'est arrêté. Il y a bien eu une certaine coordination
dans les faits accomplis, puisqu'il a pris des billets de
chemin de fer, a payé ses hôtels, etc. ; mais rien ne
rappelle cette combinaison intelligente des actes qui
fait que les véritables obsédés marchent irrésistible-
ment, et sans jamais se détourner, vers un but unique.
En somme, il s'agit là d'une impulsion non irrésistible,
sub-consciente, n'entraînant pas d'amnésie consécutive,
mais accomplie sans méthode ni but précis et avec
tendance à la stéréotypie ; *la fugue hébéphrénique
est donc, à proprement parler, une fugue démentielle*,
c'est-à-dire qu'elle porte l'empreinte d'un affaiblissement des facultés psychiques qui, dans notre cas particulier, ne tarda pas à se manifester d'une manière
indiscutable.

C'est à dessein que nous avons cherché à établir
aussi longuement qu'il y avait des fugues qui, pour
n'être ni épileptiques, ni hystériques, n'étaient pas non
plus de simples fugues des dégénérés. Un syndrome
épisodique entraîne en effet un pronostic assez favorable, bien différent du redoutable pronostic de la
démence précoce, et l'automatisme ambulatoire apparaît ainsi, non comme le signe caractéristique d'un très
petit nombre d'affections, mais comme un symptôme
commun de maladies très variées (1), à chacune des-
quelles il emprunte sa physionomie.

(1) Récemment, M. le professeur Joffroy montrait, dans une
leçon clinique à l'asile Sainte-Anne, un malade qui était entré
dans la paralysie générale par l'automatisme ambulatoire, et chez
lequel le diagnostic avait pu être établi grâce à la lymphocytose,
révélée par la ponction lombaire.

B. *Forme catatonique ou stupide*. — Le diagnostic de la démence catatonique arrivée à sa période d'état ne présente en général pas de difficultés. Les diverses manifestations du négativisme, de la suggestibilité et de la stéréotypie précédemment décrites, donnent à cette forme de la démence précoce un relief trop saisissant pour que le diagnostic puisse rester longtemps hésitant.

Il y a cependant un certain nombre d'affections qui, dans quelques cas, rappellent le tableau de la stupeur ou de l'excitation catatoniques : tels, par exemple les *états de stupeur ou d'excitation de certains paralytiques généraux*; mais là constatation des signes physiques, propres à la périencéphalite chronique diffuse et signalés plus haut, suffira pour faire écarter le diagnostic de démence catatonique. Telle encore la *stupeur* de certains *mélancoliques intermittents*; mais la physionomie de ces malades est en général bien différente de celle des catatoniques : elle exprime toujours une profonde douleur morale, tandis que celle du catatonique ne réflète que l'apathie et l'indifférence; leurs regards sont dirigés obstinément vers le sol, ceux du catatonique sont vagues et incertains. En outre, les attitudes adoptées par ces mélancoliques stupides sont en rapport avec leurs idées délirantes, et révèlent habituellement un besoin d'humiliation et de pénitence. Il est bien rare d'autre part que l'accès de stupeur mélancolique ne s'accompagne pas de quelques signes physiques : abaissement de la température, ralentissement du pouls et de la respiration, constipation, etc. Enfin la notion d'accès antérieurs, identiques à celui en présence duquel on se trouve, avec retour complet à la santé dans l'intervalle, achèvera de trancher le différend.

Quant aux états d'excitation catatonique, ils peuvent être assez facilement confondus, en l'absence de renseignements sur les antécédents, avec les périodes d'excitation de certains *idiots* : mais, outre que chez ces derniers malades il existe le plus souvent des tares physiques dégénératives et des malformations craniennes caractéristiques, on ne constate jamais chez eux de véritables états hallucinatoires ; tandis que, si on prête une attention un peu prolongée au verbiage et aux gestes de l'excité catatonique, on ne tarde pas à s'apercevoir que son attention est tout entière absorbée par des interlocuteurs invisibles avec lesquels il converse. On trouve en outre presque toujours chez le dément précoce quelques réminiscences du passé qui manquent chez l'idiot.

C. ***Forme paranoïde ou délirante***. — L'activité et la persistance des idées délirantes, la multiplicité des erreurs de jugement, des interprétations fausses et des troubles sensoriels constituent, en dehors des anomalies caractéristiques du caractère paranoïen, les éléments les plus importants du diagnostic de la démence paranoïde.

Les *psychoses chroniques, à base d'obsessions* ou d'*interprétations délirantes*, et les *psychoses aiguës, à base d'hallucinations ou d'interprétations erronées*, sont les seules formes psychopathiques qui, par quelques-uns de leurs caractères, se rapprochent de ce tableau morbide.

En ce qui concerne les premières, l'erreur sera facile à éviter si l'on veut bien se rappeler les caractères que nous leur avons assignés et qui sont :

1° Leur développement extrémement lent et insidieux, si bien que le début en est presque impossible à préciser, tellement il se confond avec la personnalité antérieure des malades.

2° L'absence ou l'extrême rareté des hallucinations lesquelles ne jouent, pour ainsi dire, aucun rôle dans la genèse du délire.

3° La persistance d'une grande activité intellectuelle qui a pour corollaire un degré de systématisation des idées délirantes auquel ne parvient jamais le dément paranoïde.

4° Enfin l'absence presque complète d'évolution en vertu de laquelle le malade se retrouve, au bout de plusieurs années, à peu près tel qu'on l'avait connu autrefois.

La distinction sera plus difficile à établir avec les *psychoses aiguës* (délire systématisé aigu, délire hallucinatoire aigu, certaines formes de confusion mentale, etc.), d'autant plus que l'autonomie de ces différentes formes morbides nous paraît encore contestable et que nous inclinerions volontiers à les considérer, soit comme des syndromes communs à différentes affections, soit plutôt, ainsi que nous l'avons déjà indiqué, comme les diverses modalités d'un même processus démentiel aigu, susceptible de devenir chronique et de se confondre alors presque absolument avec celui de la démence précoce.

III. Période terminale. — La démence précoce parvenue à la troisième période peut être confondue :

1° Avec les affaiblissements congénitaux des facultés groupés sous les noms d'*imbécillité* ou d'*idiotie* : nous avons déjà indiqué les principaux éléments de ce diagnostic différentiel.

2° Avec les *autres variétés d'états démentiels*. Bien que cette différenciation n'offre qu'un intérêt secondaire, on pourra cependant, dans la plupart des cas, y parvenir en procédant par exclusion. Les troubles du système nerveux moteur à forme de paralysies ou de contractures, l'embarras de la parole, la sensiblerie, le radotage, etc., permettront d'éliminer facilement les démences consécutives à une *lésion diffuse ou localisée de l'encéphale.*

Les *démences névrosiques* (épilepsie), *toxiques* (alcoolisme, saturnisme, morphinisme, etc.), se reconnaîtront également à un certain nombre de signes physiques trop connus pour que nous y insistions (habitus extérieur, tremblements, paralysies, etc.).

Quant aux *démences secondaires*, on retrouvera le plus souvent la trace des vésanies qui les ont précédées dans la constatation de quelques fragments d'idées délirantes qui ont survécu au naufrage des facultés. Du reste, du fait même de la conception de la démence précoce telle que nous l'avons exposée, il n'est pas douteux que beaucoup d'états démentiels considérés actuellement comme secondaires devront être rangés à l'avenir dans le groupe des démences primaires, chroniques d'emblée.

VII. — PRONOSTIC.

A côté de son réel intérêt clinique, la notion de la démence précoce présente encore un grand avantage, c'est qu'elle comporte un pronostic.

On a signalé depuis longtemps la gravité plus grande des psychoses de la puberté, comparée à celle des psychoses post-pubiques ; mais c'est là une formule un peu vague qu'il importe de préciser, en ce qui concerne au moins la démence précoce.

Il est vrai qu'en l'absence de notions positives sur la nature des altérations qui déterminent cette affection, il est bien difficile de dire si ces altérations sont définitives et doivent entraîner la perte irrémédiable des facultés, ou bien si elles sont compatibles avec le retour à la raison.

Guérisons. — Pour Aschaffenburg, le pronostic, au point de vue intellectuel, serait toujours fatal, mais à des degrés divers. D'après Kræpelin, au contraire, la guérison s'observe dans quelques cas, 10 p. 100 environ, du moins en ce qui concerne les formes hébéphréniques et catatoniques (1). Sans nier la possibilité de quelques cas de guérison de démence précoce, rares, incontestablement, et pour lesquels, tant que nous n'aurons pas de signe pathognomique, ni de lésion anatomo-pathologique spécifique, on pourra toujours invoquer une erreur de diagnostic ou la terminaison par un état de démence particulièrement peu marqué, sans nier la curabilité des démences en général (2), et de la démence précoce en particulier, nous pensons que la proportion des cas de guérison est assez faible pour constituer l'indispensable justification de la dénomination de démence précoce, affection à marche progressive et habituellement incurable.

Rémissions. — Si les guérisons sont rares, et peut-être contestables, en revanche les rémissions sont fréquentes et quelquefois assez accusées pour permettre aux malades de reprendre leurs occupations antérieures et donner à leur entourage l'illusion d'une gué-

(1) ASCHAFFENBURG, KRÆPELIN, etc. — Congrès des aliénistes de l'Allemagne du Sud-Ouest. — *Allg. Zeit. f. Psych.*, 2 mai 1899.

(2) KOWALEWSKI. — *Sur la curabilité de la démence. Annales méd. psych.*, juillet 1886.

rison. En réalité, seuls les phénomènes aigus (idées délirantes, signes catatoniques, crises d'excitation, etc.) sont susceptibles de s'amender, l'arrêt psychique restant immuable : il subsiste presque toujours, en effet, au cours de ces rémissions, quelques signes de chronicité : irascibilité, allures affectées et bizarres, maniérisme, tics, etc.

La démence et ses divers degrés. — Que l'on soit en présence de la forme hébéphrénique, de la forme catatonique ou de la forme paranoïde, la terminaison, dans la très grande majorité des cas, est donc la démence, mais la démence à des degrés divers. Or il n'est pas sans intérêt de chercher à savoir si le malade demeurera à ce degré d'imbécillité légère ou de débilité mentale acquises qui permettra son retour parmi les siens et son emploi à quelque travail facile ; ou bien, au contraire, s'il sombrera sans retour dans un état de démence profonde, traversé par des crises dangereuses d'excitation et nécessitant l'internement à vie. Une telle netteté dans le pronostic n'est malheureusement pas possible. Néanmoins certains signes permettront quelquefois d'affirmer le plus ou moins de gravité de la maladie.

Tout d'abord, d'après Kræpelin, les modes de terminaison varieraient avec chacune des trois formes de la démence précoce.

A. — Pour la forme hébéphrénique, on observerait :

la démence profonde dans............ 75 p. 100 des cas
la faiblesse psychique peu accentuée
dans.................................. 17 p. 100   —
la guérison dans...................... 8 p. 100   —

B. — Pour la forme catatonique :

la démence dans...................... 59 p. 100 des cas
la faiblesse psychique dans........... 27 p. 100   —
la guérison (ou rémission) dans....... 13 p. 100   —

C. — Pour la forme paranoïde, la terminaison se ferait toujours par la démence avec confusion, en quelques mois ou deux ans.

On voit donc que, d'une manière générale, la catatonie, dont le début est subaigu et la marche rapide, aurait un pronostic moins grave que les deux autres formes.

Tous les signes de chronicité devront être interprétés d'une manière fâcheuse : le bon état de la santé physique ainsi que l'apparition de l'embonpoint, sans amélioration parallèle des signes psychiques, est toujours grave au point de vue du pronostic. L'incohérence du langage, sans stupeur ni agitation, — les mouvements stéréotypés, en l'absence de toute excitation, — l'indifférence profonde, malgré la conservation de l'aperception et d'une certaine activité intellectuelle, ont, d'après Kræpelin, une signification beaucoup plus grave que, par exemple, les idées délirantes absurdes qui se montrent en pleine excitation. La disparition du négativisme ou de l'excitation catatonique, sans retour de l'activité mentale ; — la présence de périodes rapprochées de dépression ou d'excitation (épisodes aigus), avec obtusion intellectuelle dans l'intervalle, doivent être interprétées de la même façon.

D'autres éléments interviennent encore pour le pronostic : l'âge du malade ; plus l'apparition des troubles mentaux se sera montrée précoce, plus la démence s'installera rapidement. Le sexe ne serait pas sans influence et la démence précoce serait un peu plus grave dans le sexe masculin : Elminger (de Lucerne) (1) aurait constaté vingt-deux guérisons (?) pour cent cas

(1) ELMINGER. — *49 cas de folie de la puberté. — Allg. Zeitsch. f. Psych.*, juin, 1900.

chez les hommes, au lieu de trente-cinq chez les femmes. Certains auteurs ont noté aussi l'influence défavorable de l'onanisme existant antérieurement. D'autres pensent que la manifestation effective de la puberté serait l'indice de l'approche de la guérison.

Mais ce sont là des faits qui auraient besoin d'être vérifiés et, ce qu'il importe de retenir, au seul point de vue pratique qui nous occupe, c'est la gravité plus grande de tous les signes de chronicité, notamment de la stéréotypie, et l'incurabilité à peu près certaine des cas où l'on voit, dès les premières semaines, le malade cesser de perdre du poids et bientôt même engraisser, tandis qu'au contraire les signes psychiques s'aggravent.

Nous n'avons parlé jusqu'ici que du pronostic intellectuel. Contrastant avec la gravité de celui-ci, le pronostic *quoad vitam* est toujours favorable. Clouston note 3 morts sur 180 malades. La vérité est que l'on ne meurt pas de démence précoce, cette affection touchant presque exclusivement les fonctions psychiques.

VIII. — ÉTIOLOGIE. — PATHOGÉNIE.

De tout temps on a remarqué que les troubles mentaux, exceptionnels dans l'enfance, se montrent tout à coup avec une fréquence insolite à l'époque de la puberté. C'est ainsi qu'à partir de seize ans, on constate dans les admissions aux asiles spéciaux un maximum qui est pour les filles à dix-sept ans et à dix-huit ans pour les garçons (Marro) (1). Sans doute c'est parfois une infir-

(1) Marro. — *La puberté chez l'homme et chez la femme, étudiée dans ses rapports avec l'anthropologie, la psychiatrie, la pédagogie et la sociologie.* Trad. Medici et Marie, 1901.

mité mentale préexistante, exagérée par la puberté, qui nécessite à cet âge l'internement d'un sujet congénitalement débile. Mais, le plus souvent, aucune malformation, aucune grosse tare n'est venue entraver le développement régulier de l'intelligence. Bien plus, la plupart des déments précoces ont eu une enfance brillante et pleine de promesses. Aschaffenburg, cité par Christian, donne la proportion suivante : sur cent déments précoces, 27 hommes et 21 femmes avaient antérieurement une intelligence moyenne ; 55 hommes et 66 femmes étaient intellectuellement bons et même remarquables ; 18 hommes et 13 femmes présentaient un développement psychique au-dessous de la moyenne, sans toutefois pouvoir être classés parmi les idiots ou les imbéciles.

De même, Sérieux trouve un niveau mental normal dans 60 p. 100 des cas, faible dans 33 p. 100 et inférieur dans 7 p. 100.

Cette dernière proportion est assez faible pour montrer que, d'une manière générale, il s'agit bien là d'une démence primaire et acquise, et non pas d'une débilité mentale congénitale.

Quant à la fréquence globale de la démence précoce par rapport à la totalité des affections mentales, il est difficile de l'apprécier à une époque où cette nouvelle entité morbide est loin d'être acceptée par tous les aliénistes et se trouve le plus souvent masquée sous d'autres diagnostics ; toutefois il semble bien qu'elle soit assez grande et ne le cède guère sous ce rapport qu'à la paralysie générale progressive.

Causes prédisposantes. — *Age.* — Ainsi que l'indique son nom, la démence précoce apparaît surtout chez des sujets jeunes, en particulier au moment de l'adolescence. Mais cette précocité ne doit pas être entendue dans un sens trop exclusif, car la maladie peut, dans certains cas (forme paranoïde), se développer à l'âge adulte et même plus tard. Aussi pensons-nous que le terme de démence précoce doit être préféré à ceux de *Démence juvénile, psychose de la puberté, psychose de l'adolescence* (Gilbert Ballet) qui restreignent trop l'âge du début.

Le maximum des cas s'observe entre quinze et vingt-cinq ans. Sur 104 malades, Christian en a noté 56 ayant moins de vingt ans (dont 12 âgés de quinze ou seize ans), et 48 ayant dépassé la vingtième année. Sur 46 cas personnels (femmes), Sérieux trouve une proportion un peu différente :

Avant 20 ans......	6 cas		De 30 à 35 ans.....	7 cas
De 20 à 25 ans....	11 cas		De 35 à 40 ans....	8 cas
De 25 à 30 ans....	12 cas		De 40 à 50 ans....:	2 cas

soit 17 avant vingt-cinq ans et 29 après. Mais il y a lieu de distinguer chacune des trois formes au point de vue du début plus ou moins précoce ; c'est ainsi que Kræpelin, sur 296 cas, note une proportion globale de 60 p. 100 avant vingt-cinq ans, laquelle se décompose de la manière suivante :

Forme hébéphrénique : 72 p. 100.

Forme catatonique : 68 p. 100.

Forme paranoïde : 40 p. 100.

On voit que le catatonique est un peu plus âgé en général que l'hébéphrénique et que l'un et l'autre sont plus jeunes que le paranoïde.

Sexe. — La démence précoce se rencontre à peu près aussi souvent dans les deux sexes, encore que certains auteurs (Christian, Marro), aient trouvé une fréquence un peu plus grande dans le sexe masculin, ce qu'ils expliquent par le surmenage scolaire, plus communément observé chez les garçons que chez les filles.

Nous croyons, au contraire, que la fréquence de la démence précoce est sensiblement la même dans les deux sexes. Séglas, en effet, sur les 210 malades (hommes) de son service de Bicêtre, compte 28 déments précoces; de notre côté, nous avons trouvé, à la Salpêtrière, 38 démences précoces sur un nombre égal de malades appartenant au sexe féminin; mais cette différence de chiffres est due à ce que nous avons admis dans la démence paranoïde certaines formes morbides que Séglas en exclut.

Hérédité. — Tout le monde s'entend pour attribuer un rôle prépondérant à l'hérédité dans l'étiologie de la démence précoce. Elle est bien établie dans 67 à 70 p. 100 des cas, soit environ les trois cinquièmes. C'est d'abord l'hérédité vésanique et l'on a signalé de nombreux exemples montrant que les enfants d'un aliéné, non seulement étaient prédisposés à devenir aliénés à leur tour, mais encore entraient souvent dans la folie à un âge plus jeune que leur père, par une sorte d'accumulation de l'hérédité. Mais cette disposition latente, cette constitution orientée vers les désordres intellectuels, les déments précoces ne la tiennent pas seulement d'une hérédité psychopathique ou névropathique (épilepsie, hystérie, etc.). Toutes les tares organiques des générateurs peuvent également intervenir: c'est d'abord l'alcoolisme, la tuberculose, les intoxications au moment de la conception, les maladies infectieuses au cours de la grossesse, ou bien encore les causes de fatigue physique ou morale (faim, froid, émotions, traumatismes, etc.). On sait aussi que la trop grande jeunesse ou la vieillesse des parents n'est pas sans influence sur les caractères psycho-physiques des enfants.

Nous avons déjà fait remarquer que les stigmates physiques de dégénérescence n'étaient ni assez fréquents, ni assez accusés pour qu'en l'absence de toute autre considération, on soit autorisé à considérer la démence précoce comme une simple psychose dégénérative. A côté des stigmates de dégénérescence, on en rencontre du reste d'autres appartenant à la neurasthénie, à l'hystérie, etc. D'après Kræpelin, ces tares névropathiques personnelles antérieures existeraient dans 20 p. 100 des cas. Enfin la périodicité relative des rémissions chez un certain nombre de déments précoces peut à la rigueur être invoquée comme la marque d'une psychose apparaissant chez des héréditaires.

Causes occasionnelles. — Bien que la gravité de ces causes prédisposantes, et en particulier de l'hérédité, relègue au second plan les causes occasionnelles de la démence précoce, il n'en est pas moins vrai que, dans certains cas, elles peuvent avoir une importance particulière. Une de nos malades élevée dans un milieu bohème, dans une famille nomade de chanteurs de cafés-concerts, aurait peut-être évité la démence si son enfance s'était écoulée sans aventures. Une autre, Polonaise, ayant passé toute sa jeunesse au milieu de révolutionnaires orgueilleux et exaltés, semble bien devoir, sinon à sa nationalité, du moins au milieu dans lequel elle vécut, la forme paranoïde que prit chez elle la démence précoce. Une autre encore a vu ses troubles mentaux éclater en 1871 après avoir souffert toutes les misères du siège de Paris et avoir vu se dérouler sous ses fenêtres les scènes sanglantes de la Commune.

Ces quelques exemples, pris au hasard, montrent

que l'influence du milieu et des mauvaises conditions hygiéniques, morales ou physiques, ne doit pas être négligée. C'est ainsi qu'agissent les intoxications (alcool, tabac, etc.) ou les infections (fièvre typhoïde, érysipèle, diphtérie, fièvres éruptives, etc.) qui peuvent réaliser chez le sujet, plus ou moins taré héréditairement, une véritable prédisposition acquise. Il en est de même des traumatismes et de toutes les causes de débilitation physique ou de misère physiologique (privation d'aliments, travail excessif, etc.).

A ces causes physiques s'ajoutent souvent des causes occasionnelles morales : ce n'est pas seulement la fatigue d'exercices physiques inhabituels qui, par exemple, provoque l'apparition de troubles mentaux chez les militaires ; il y a aussi toutes les causes déprimantes d'ordre moral : punitions disciplinaires, nostalgie du pays et de la famille, etc. De même, certains sujets, victimes bien plus des difficultés de la vie sociale que des débuts de la vie sexuelle, ne peuvent supporter le passage quelquefois brutal d'une adolescence maladroitement choyée aux difficultés et aux vicissitudes de l'âge indépendant ; la mort de personnes chères (parents, fiancés), les émotions très vives (querelles, scrupules religieux), la peur, l'échec aux examens peuvent aussi, dans certains cas, jouer le rôle d'un véritable traumatisme moral.

Enfin il est deux causes, d'ordre à la fois physique et moral, sur lesquelles les auteurs insistent particulièrement : l'onanisme et le surmenage scolaire.

L'*onanisme*, sous toutes ses formes, entraînerait surtout la catatonie et donnerait, d'après Maudsley, une couleur hypocondriaque aux idées délirantes, exagérant encore les troubles ordinaires de la sphère morale.

Mais il ne nous paraît pas qu'il y ait lieu de décrire une forme spéciale, masturbatoire, de la démence précoce ; et l'action de l'onanisme, d'ordinaire exagérée, ne se montre nullement spécifique et n'est probablement pas différente de celle de tous les excès, sexuels ou autres, agissant comme causes débilitantes. D'autre part, il y a lieu de se demander, en présence de la forme grave de l'onanisme effréné, si, au lieu d'être la cause de la maladie, elle n'en est pas plutôt l'effet (stéréotypie para-kinétique).

Nous avons déjà mentionné le rôle du surmenage, physique ou moral, chez les jeunes gens mal nourris, dormant peu et obligés à un travail excessif, chez les prisonniers, chez les militaires et, d'une manière géné-rale, chez tous les « déracinés ». Le *surmenage scolaire*, qu'il soit spontané ou provoqué par la sévérité pédante et inopportune des éducateurs, n'est qu'une des formes, très commune, de l'obligation à un travail supérieur à celui que peut fournir l'organisme. Sans exagérer le rôle des excès intellectuels au point de faire de la démence précoce, comme le voudraient certains auteurs, une maladie propre aux professeurs ou aux fils de pro-fesseurs, il est certain qu'un grand nombre de déments précoces se rencontrent parmi les candidats aux pro-fessions libérales. La statistique de Christian est très instructive à cet égard : sur 104 malades (hommes), 58 n'avaient reçu qu'une instruction primaire ; parmi eux, on comptait 2 instituteurs, 1 élève d'une école d'arts et métiers, 8 employés de commerce, 5 employés d'administration. Parmi les 46 autres qui avaient pour-suivi leurs études, se trouvaient 10 bacheliers se pré-parant à l'École normale supérieure, à l'École poly-technique, à l'École navale ; 9 étudiants en médecine, en droit, en théologie ; 3 élèves de l'École polytechnique, 1 élève de l'École centrale, 1 élève à l'École des chartes, 2 élèves des Beaux-Arts, etc.

La seule énumération des titres, brevets et diplômes obtenus par ces malades au prix d'un travail excessif et par une concurrence croissante tous les jours, suffirait à montrer l'intégrité de leur développement psychique jusqu'à l'apparition des troubles mentaux.

Causes déterminantes. — PATHOGÉNIE. — Mais toutes ces causes prédisposantes (hérédité) ou occasionnelles (défaut d'adaptation au milieu) n'agissent qu'en provoquant un état d'épuisement plus ou moins profond du système nerveux, dont la cause déterminante réelle nous échappe encore complètement.

Maudsley, Marro, d'autres encore ont insisté à bon droit sur l'état d'équilibre instable qui est le propre de la mentalité pubérale. Nous avons noté, en étudiant la démence hébéphrénique, que la plupart des troubles mentaux qui la caractérisent ne sont que l'exagération, l'hypertrophie pathologique des modifications quasi normales qui se produisent chez tous les sujets au moment du passage à l'âge adulte. Mais la question est de savoir s'il y a entre la puberté et ces troubles psychiques une relation de cause à effet ou bien une simple coïncidence.

Pour nous, la démence précoce n'est pas que la psychose de la puberté ou de l'adolescence. Il y a d'abord contre cette dénomination le fait que l'affection peut se montrer à un âge assez avancé et chez des individus qui ont depuis longtemps achevé le développement de leur organisme. D'autre part, malgré qu'une note d'imbécillité domine le tableau clinique, ainsi que déjà le faisait remarquer Hecker, il ne s'agit pas d'une faiblesse originaire chez ces malades ; mais le processus morbide atteignant une vie intellectuelle naissante, à son âge ingrat, et qui par là même se trouve en état de moindre résistance, arrête son développement. La démence précoce appartient donc à la classe des *psychoses d'évolution*, bien plutôt qu'à celle des psychoses dégénératives à proprement parler. On a été ainsi amené à la considérer comme relevant d'une *auto-intoxication, peut-être d'origine sexuelle*. C'est là jusqu'à présent une pure hypothèse; tout ce qu'on peut dire, c'est que chez la femme, l'apparition de la démence précoce coïncide souvent avec des troubles de la menstruation. Or, l'on sait aujourd'hui que l'écoulement menstruel constitue une véritable protection contre les auto-intoxications (Charrin); tout le monde connaît la série des malaises : céphalée, anorexie, irritabilité ou accès de dépression, etc., qui s'observent chez certaines femmes aux approches ou pendant la durée des règles ; et l'on a remarqué aussi depuis longtemps que, chez beaucoup d'aliénées, la fin de l'époque menstruelle était le signal d'une détente dans les désordres psychiques. Enfin la réalité de cette auto-intoxication serait démontrée par les troubles vaso-moteurs : poussées fébriles éphémères, etc., et par les troubles digestifs : langue saburrale, nausées, pyrosis, etc., qui s'observent fréquemment à la période d'invasion.

Mais si vraisemblable que soit cette hypothèse d'une auto-intoxication d'origine sexuelle, elle ne doit pas nous faire oublier qu'ici, « comme pour les autres variétés de la folie, le facteur le plus important dans la détermination de leur symptomatologie spéciale n'est pas la cause physique actuelle ou supposée, mais le caractère mental particulier de l'individu, tel que l'ont créé l'hérédité, l'éducation et l'expérience (Maudsley) ».

IX. — ANATOMIE PATHOLOGIQUE

L'anatomie pathologique de la démence précoce reste presque tout entière à établir.

Il pourrait paraître étrange, dans un autre domaine que celui de la psychiatrie, de prétendre créer une nouvelle entité morbide, sans y apporter le contrôle de lésions invariables et constantes. Mais si l'on se bornait à décrire les affections mentales qui présentent des lésions organiques caractéristiques, toutes les psychoses devraient être exclues des classifications. Il est donc nécessaire de fonder ces classifications, actuellement du moins, sur la seule observation clinique ou sur des données étiologiques bien établies. Et c'est un grand progrès en ce sens que de substituer au diagnostic grossièrement symptomatique un diagnostic basé bien plus sur l'*évolution* de la maladie que sur l'aspect variable et la mentalité changeante du malade.

La démence précoce permettant, ainsi que nous l'avons déjà fait remarquer, une longue survie des malades, on n'a que rarement l'occasion de constater les lésions primaires et originelles de cette affection.

Dans la relation du seul hébéphrénique dont il ait fait l'autopsie, Hecker signale l'existence d'une pachyméningite localisée aux lobes frontaux avec injection de la pie-mère : au-dessous, le cerveau est apparu assez pauvre en circonvolutions, la substance corticale légèrement hyperhémiée et les ventricules un peu dilatés. Au niveau de la moelle, Hecker constata également une pachyméningite peu intense : la dure-mère congestionnée était assez fortement distendue ; la pie-mère était modérément injectée et la substance médullaire un peu pâle.

Plus heureux que Hecker, Kahlbaum a pu faire l'autopsie de sept catatoniques. Parmi les altérations qu'il a constatées, nous signalerons une congestion avec exsudation de tous les vaisseaux encéphaliques, un ramollissement de l'écorce du cerveau; il n'y avait pas encore de rétraction au niveau des parties ramollies, mais il existait un exsudat, surtout abondant à la base de l'encéphale. Plus tard, d'après Kahlbaum, ce tissu primitivement ramolli se rétracte et finit par s'atrophier ; les exsudats s'organisent et donnent un aspect louche à l'arachnoïde au niveau de la base du quatrième ventricule ; il n'y a pas d'hémorragie méningée. Il faut reconnaître que ces diverses lésions n'offrent pas un grand intérêt et n'ont rien de caractéristique.

Des recherches microscopiques plus récentes entreprises au moyen de la méthode de coloration de Nissl auraient permis de constater la destruction d'un grand nombre de cellules de la couche grise corticale.

Malgré l'insuffisance de ces constatations anatomiques, on peut cependant admettre, en s'appuyant seulement sur les données de la clinique, que les lésions de la démence précoce ne doivent intéresser que les centres psychiques les plus élevés (centres d'association de Flechsig). Les centres de projections, le bulbe, la moelle et les nerfs, contrairement à ce qui se passe dans la paralysie générale, restent certainement intacts ; et c'est ainsi que l'on peut expliquer la longue survie des malades, dont les fonctions végétatives sont toujours respectées.

Enfin il est également permis de supposer que les méninges restent indemnes, les recherches de Nageotte, Séglas, Dupré, etc., ayant montré que l'on ne constate jamais de lymphocytose dans le liquide céphalo-rachidien.

X. — CONSIDÉRATIONS MÉDICO-LÉGALES

En présence d'un sujet qui, sans manifester de délire très actif, sans présenter de désorientation ni de confusion mentale, garde indéfiniment une attitude absurde ou bien répète d'une manière monotone un geste incohérent, toujours identique, il est vraisemblable que l'on puisse songer à la possibilité de la *simulation*, rendue plus facile encore en raison de la marche irrégulière, acyclique de la démence précoce. Entre les attitudes ou les actes stéréotypés du catatonique et les mouvements composés ou les positions volontairement maintenues du simulateur, la différence sera quelquefois assez difficile à saisir, car cette discordance entre la mimique et les manifestations extérieures absurdes, d'une part, et l'absence relative de troubles délirants, d'autre part, est précisément l'un des caractères mis en relief sous le nom de *paramimie hébéphrénique* par Ziehen et qui peut se rencontrer dans chacune des trois formes de la démence précoce. C'est surtout dans l'armée que l'erreur, qui consiste à traiter en simulateur un dément précoce au début, pourra être commise, et l'esprit des médecins militaires, naturellement en éveil pour dépister les tromperies quotidiennes, se refusera volontiers à admettre d'emblée l'aliénation chez un soldat qui peut sembler avoir intérêt à simuler la folie. Il en sera ainsi quand une fugue hébéphrénique amènera devant un conseil de guerre un homme accusé de désertion.

Dans le cas que nous avons rapporté en étudiant le diagnostic des différentes espèces de fugues, il fut longtemps impossible d'être fixé sur la mentalité du

sujet : sorti de la cellule où il était maintenu en pré-
vention de conseil, il gardait, sous un air légèrement
ahuri, la mémoire à peu près intégrale des faits antérieurs concernant ses désertions répétées ; il ne se ren-
fermait pas dans un mutisme obstiné, mais semblait
répondre avec une certaine peine aux questions qu'on
lui posait ; interrogé sur le motif de ses fugues, lui
qui jusqu'alors s'était montré un bon soldat et n'avait
pas encouru de punitions, il ne répondait que ces mots :
« Je ne sais pas », — « J'ai mal à la tête », etc. Cette
note d'ahurissement, qui dominait ici le tableau clinique
malgré que le malade demeurât orienté dans le temps et
dans l'espace, n'est guère habituelle chez le simulateur
qui, d'ordinaire, choisit le mutisme ou bien la loquacité
et se répand alors en explications saugrenues. On avait
ici l'impression qu'on se trouvait en présence d'un véritable malade qui ne se préoccupait pas de justifier son
action, d'ailleurs absolument immotivée ; et il suffit de
le laisser quelques semaines en observation pour que
le diagnostic apparût évident aux plus incrédules.

Mais ce n'est pas seulement chez les soldats que la
démence précoce posera la question de la responsabi-
lité ; tous les actes délictueux commis à l'époque de la
puberté pourront soulever des problèmes analogues.
Marro a bien mis en lumière les rapports de la puberté
et de la criminalité : à cet âge, on note une particulière
fréquence des attentats contre la propriété : vols,
incendies, etc. Ici, comme chez l'adulte, l'expert
chargé de l'enquête devra surtout s'attacher à relever
dans l'attitude, les actes et les paroles du malade, cette
note démentielle que nous avons toujours trouvée
derrière tous les symptômes et au fond de toutes les
formes cliniques étudiées.

XI. — TRAITEMENT

Il paraîtra peut-être superflu de consacrer un chapitre à l'étude du traitement de la démence précoce dont, à plusieurs reprises, nous avons noté l'incurabilité presque constante. En l'absence de notions précises sur la cause déterminante comme sur les lésions de cette affection, il est en effet bien difficile d'en instituer le traitement rationnel.

Essais de traitement pathogénique. — Toutefois, en partant des données pathogéniques, à la vérité hypothétiques, qui attribuent la démence précoce à un processus d'auto-intoxication, on s'est adressé pour la combattre à l'*organothérapie*. S'agissait-il d'une intoxication par insuffisance thyroïdienne, comparable au myxœdème? On l'a supposé et l'on a donné aux déments précoces du *corps thyroïde*, en nature ou sous forme d'extrait. Les résultats obtenus par les différents auteurs ont été très variables; nous-mêmes avons prescrit des lobes de glande thyroïde à deux catatoniques, sans aucun bénéfice. Il semblait plus rationnel, en raison de la fréquence de la démence précoce à l'époque de la puberté, de songer à une auto-intoxication d'origine sexuelle et d'administrer de l'*ovarine*. Les effets de cette médication ont été contradictoires (Régis, Sérieux).

Marro croit plutôt à l'origine gastrique ou gastro-intestinale de l'auto-intoxication et il en a conclu à l'utilité des *lavages systématiques de l'estomac*.

En se plaçant à un point de vue encore plus général, on pourrait, au début tout au moins de l'affection, avoir recours aux *injections de sérum artificiel*, aux purgatifs répétés, etc.

Traitement symptomatique. — En dehors de ces quelques essais de thérapeutique pathogénique, conduits malheureusement un peu à l'aveugle, mais qu'il est légitime de poursuivre, le traitement de la démence précoce doit viser surtout les principaux accidents qui marquent les différentes étapes de cette affection.

Les phases d'excitation des hébéphréniques ou des catatoniques seront combattues par le *repos au lit*, l'*administration de bains tièdes prolongés*, les *enveloppements humides*, etc. Les *moyens de contention*, qui ne font que surexciter les malades, seront proscrits d'une façon absolue. Quant aux *médicaments hypnotiques ou sédatifs* (chloral, bromure de potassium, etc.) ils ne seront employés qu'avec modération. On devra renoncer naturellement à l'emploi de ces médicaments chez les catatoniques, dont les états de dépression sont à peu près complètement rebelles jusqu'ici à nos moyens thérapeutiques.

Les membres des négativistes seront soumis chaque jour à une *gymnastique passive* (mouvements de flexion, d'extension, etc.), de façon à assouplir leurs muscles, à prévenir les raideurs articulaires, et aussi pour modifier, par une sorte de *rééducation* (Trömner) (1), l'activité de leurs centres psychomoteurs. C'est par des moyens analogues que certains déments précoces tranquilles pourront être utilisés comme travailleurs calmes et dociles, et quelquefois même améliorés, au point de vue mental, par l'accomplissement régulier et méthodique de quelque besogne facile.

A côté de ce traitement physique, dont les indications

---

(1) Trömner. *Das Jugendirresein (Dementia præcox)*. Halle, 1900.

varieront naturellement avec chaque cas particulier, on ne devra pas négliger le *traitement moral*, qui peut avoir, au début du moins, une action fort importante.

Dès l'apparition des premiers symptômes, tout travail intellectuel sera interdit : on conseillera le changement de milieu, le séjour à la campagne, etc. Si, malgré ces mesures, le désordre des idées augmente, et surtout si les crises d'excitation se répètent et se prolongent, il ne faudra pas hésiter à recourir à l'*internement* dans un établissement spécial, unique moyen d'assurer la sécurité du malade et de son entourage.

Quelque évident que paraisse le principe d'éviter les mariages de tous les tarés, tant au point de vue individuel qu'au point de vue de l'espèce, il n'est pas superflu de faire remarquer que le traitement moral de la démence précoce par le mariage ne peut donner que des résultats désastreux, aussi bien pour ces jeunes filles, hébéphréniques au début, présentant de l'excitation à caractère religieux ou érotique, auxquelles on dit qu'il ne manque qu'un mari, que pour ces jeunes gens dont les troubles psychiques sont tous rapportés à l'éclosion de la vie génitale, comprimée ou pervertie. Maudsley rapporte trois cas de mariage chez des jeunes gens atteints de folie masturbatoire : l'un veut jeter son épouse par la fenêtre ; un autre, quatre mois après son mariage, tente de jeter sa femme d'un wagon en marche et se précipite lui-même par la portière ; le troisième, impuissant aux devoirs conjugaux, est condamné pour outrages publics à la pudeur. De tels exemples montrent combien peu encourageants sont ces essais, et combien ils doivent être rigoureusement déconseillés.

Traitement prophylactique. — Si le médecin se montre trop souvent impuissant dans le traitement curatif de la démence précoce, en revanche l'hygiéniste pourrait être beaucoup mieux armé dans la lutte contre toutes les causes physiques, intellectuelles et morales qui favorisent son éclosion.

L'éducation en général, et en particulier celle des enfants qui présentent, comme la plupart des déments précoces, des tares vésaniques ou névropathiques dans leurs antécédents héréditaires, réclame l'observation soigneuse de règles spéciales, concernant l'hygiène physique, intellectuelle et morale.

Nous signalerons, sans y insister, l'influence néfaste d'une mauvaise alimentation, de l'usage prématuré ou de l'abus des boissons spiritueuses, du tabac, etc.; et, dans un autre ordre d'idées, les mauvais effets des veilles prolongées, des spectacles, des émotions déprimantes, de la lecture des romans-feuilletons, etc. En un mot, l'éducateur devra chercher à *éviter toutes les causes de surmenage*, et surtout se gardera de combattre l'excès de travail intellectuel par des exercices physiques trop nombreux ou trop fatigants, car ces deux excès, loin de se détruire, s'ajoutent.

Enfin, un point sur lequel il n'est peut-être pas inutile d'attirer l'attention, parce qu'il est généralement négligé, c'est la nécessité d'accorder des soins tout particuliers à la *première hygiène sexuelle* (bains de siège froids et lavages quotidiens du bassin chez les filles et les garçons) et à cette sorte de *préparation à la puberté* qui doit prévenir l'onanisme et montrer au jeune homme « l'avantage d'une virilité retardée, mais puissante et durable » (Marro).

TABLE DES MATIÈRES

5110-02. — Corbeil. Imprimerie Éd. Crété.